HEYNE <

Dr. med. Thomas Weiss

FIBROMYALGIE – Schmerzen überall

Die rätselhafte Krankheit erkennen, verstehen und Beschwerden effektiv lindern

Mit Selbsttest und Ernährungsprogramm

WILHELM HEYNE VERLAG
MÜNCHEN

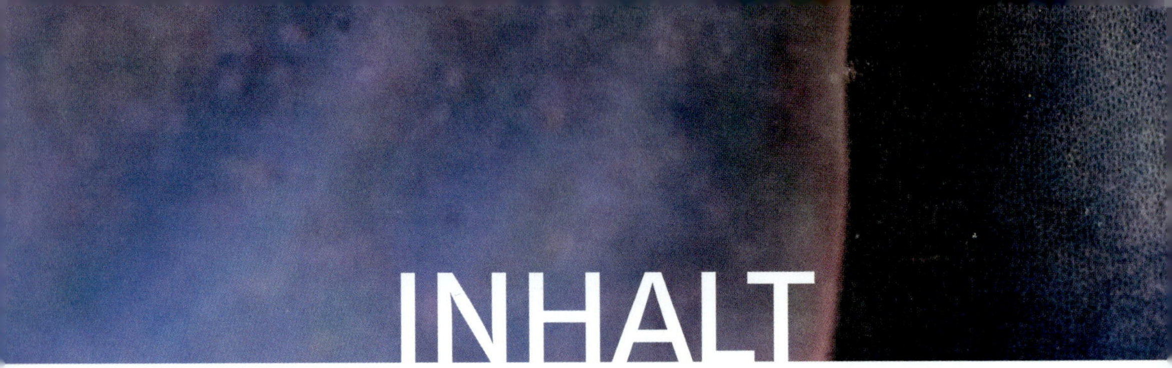

INHALT

HERZLICH WILLKOMMEN 7

WAS IST FIBROMYALGIE? 8

Fibromyalgie im Faktencheck 9

Fibromyalgie kurz zusammengefasst 24

Testen Sie sich selbst 27

DIE 10-PUNKTE-THERAPIE 32

1. Schritt – Information und Einstellung 33
2. Schritt – entspannen und loslassen 34
3. Schritt – physikalische Therapie 37
4. Schritt – Fitness schaffen 46
5. Schritt – gesunden Schlaf fördern 54
6. Schritt – gesunde Ernährung 58
7. Schritt – richtig atmen 62
8. Schritt – Hilfe für die Lymphen 63
9. Schritt – welche Medikamente helfen? 64
10. Schritt – die Psychotherapie 68

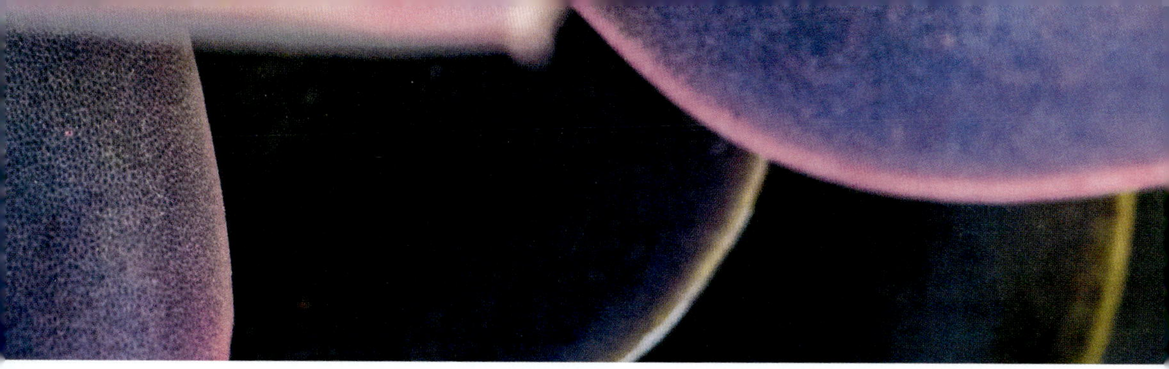

ERNÄHRUNGSAUFBAU BEI FIBROMYALGIE 80

Erste Stufe – Schonkost 83

Zweite Stufe – erweiterte Schonkost 97

Dritte Stufe – Übergangskost 115

Vierte Stufe – normale Kost 132

WIE GEHT ES WEITER? 139

SACHREGISTER 141

REZEPTREGISTER 142

LITERATUR 143

ÜBER DEN AUTOR 143

BILDNACHWEIS/IMPRESSUM 144

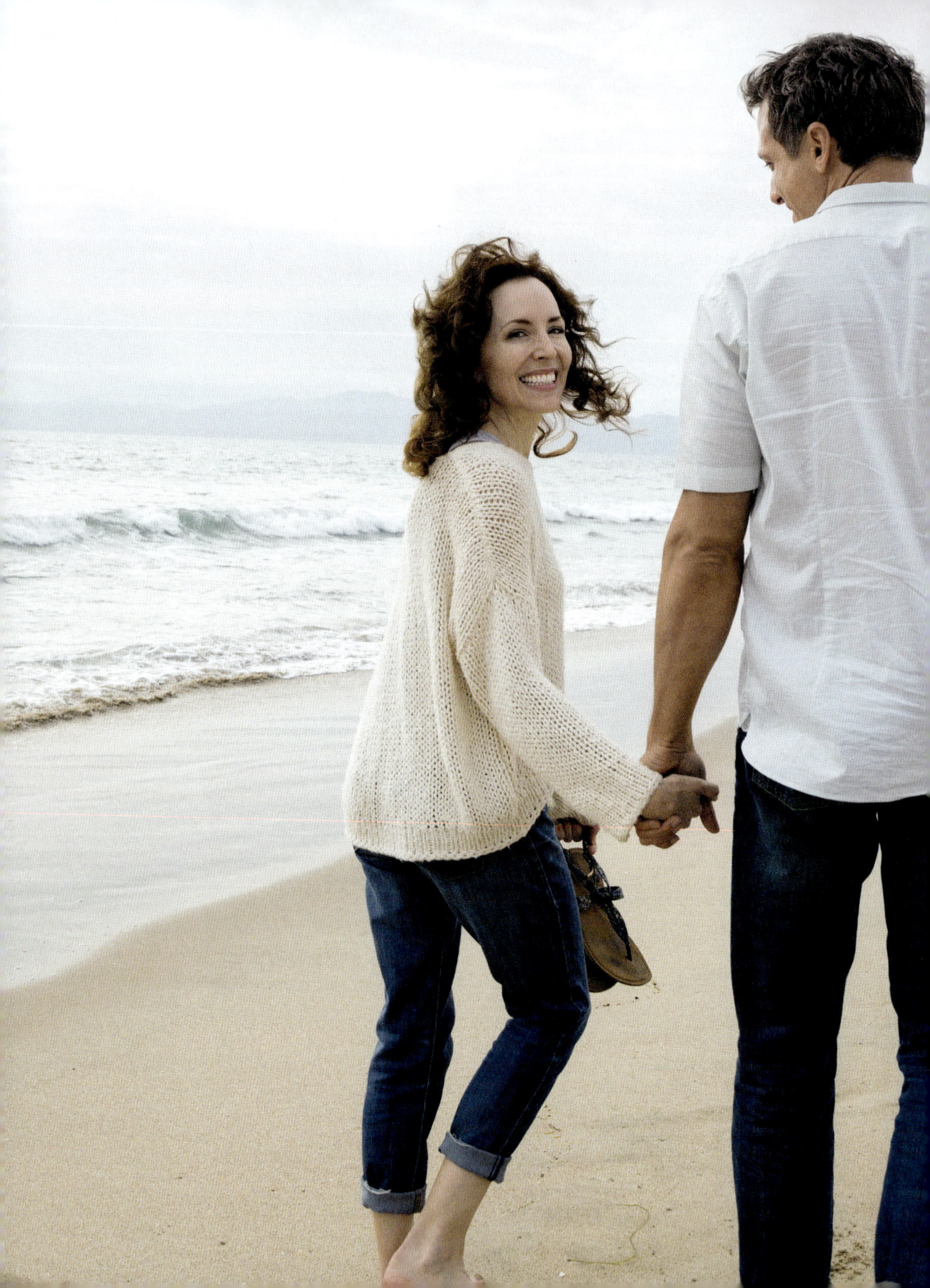

HERZLICH WILLKOMMEN

Mit diesem Buch möchte ich Ihnen zwei Dinge geben: Orientierung und Handlungsmöglichkeiten.

Auf den ersten Seiten erfahren Sie in knapper Form die wichtigsten Fakten zum Fibromyalgiesyndrom. Die Symptome der Krankheit sind vielfältig. Mithilfe eines Selbsttests lässt sich der Verdacht auf Fibromyalgie erhärten. Danach geht es sofort mit dem los, was Sie selbst gegen die Beschwerden tun können – ohne aufwendige Geräte oder Ausrüstung, ganz einfach zu Hause.

Der Beitrag von Medikamenten an einer wirksamen Therapie ist bei dieser Erkrankung recht begrenzt. Dagegen liegt in konsequenter Selbsthilfe ein ungeheures Potenzial, das Sie nutzen sollten. Dazu gehören Entspannungsverfahren, aktive Bewegung und manch anderes, das Sie auf den folgenden Seiten kennenlernen werden. In den letzten Jahren wurde jedoch auch wissenschaftlich nachgewiesen, dass vor allem eine richtige Ernährung die Beschwerden lindern kann. Unterstützung bieten Ihnen dabei die vielen schmackhaften Rezepte im hinteren Teil des Buches.

Weitere Informationen zur Fibromyalgie finden Sie auf meiner Webseite: WWW.FIBROMYALGIE.DE

Alles Gute wünscht Ihnen Ihr

DR. MED. THOMAS WEISS

KAPITEL 01

WAS IST FIBROMYALGIE?

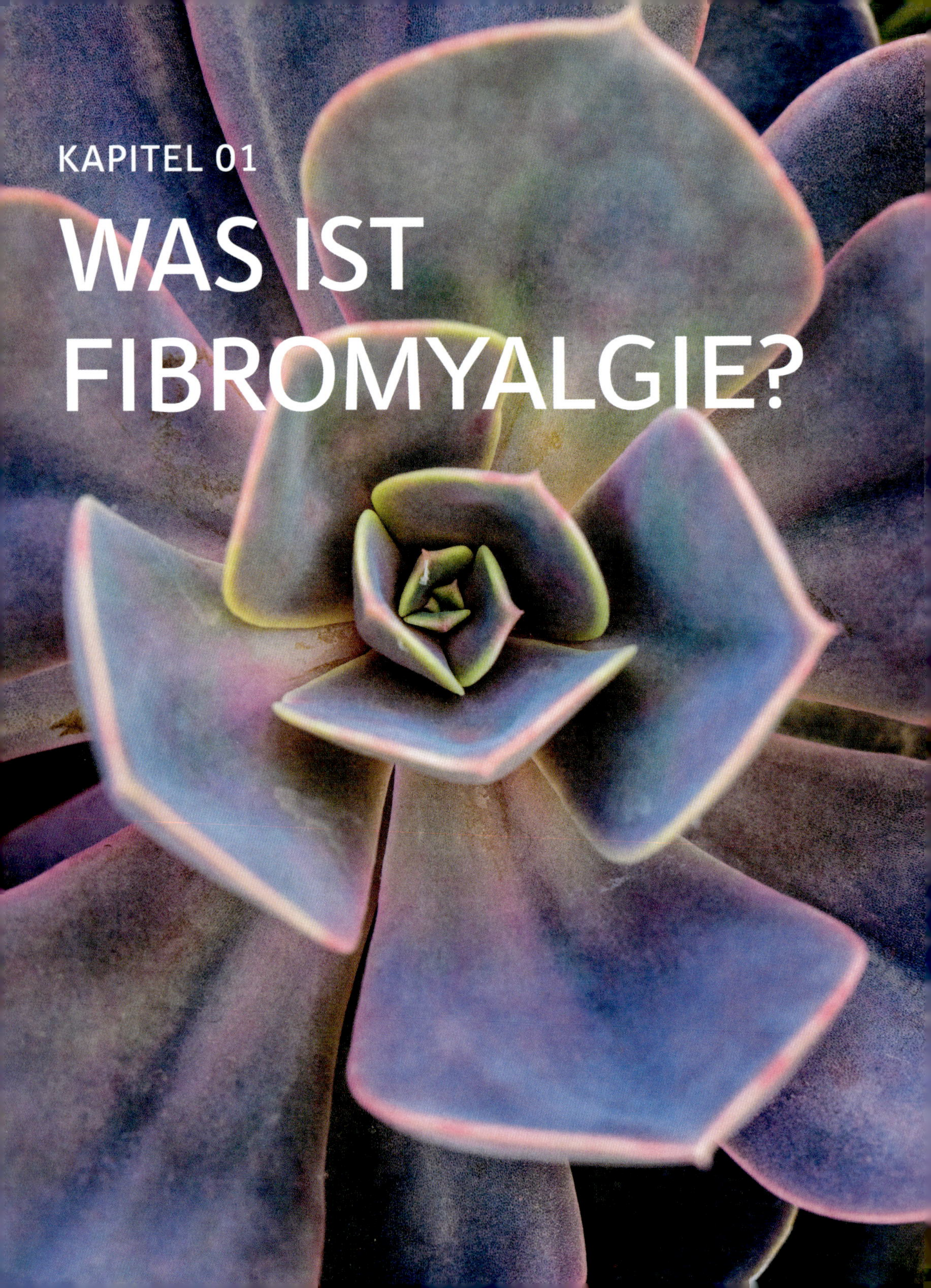

FIBROMYALGIE IM FAKTENCHECK

Seit wann gibt es den Begriff »Fibromyalgie«?

Die Bezeichnung »Fibromyalgie« (oder auch »Fibromyalgiesyndrom« oder »FMS«) wurde 1990 von der amerikanischen rheumatologischen Gesellschaft (American College of Rheumatology) akzeptiert und blickt somit auf eine fast 30-jährige Geschichte zurück. Anfänglich galt das Beschwerdebild als rätselhaft und unklar. Doch in der Zwischenzeit hat sich vieles verbessert:

- Es wurden mehr als 10.000 wissenschaftliche Artikel zu allen Aspekten der Erkrankung veröffentlicht.
- Die Symptomatik wurde auf unzähligen Kongressen debattiert.
- Fibromyalgie wurde von der WHO in die Internationale Klassifikation der Krankheiten aufgenommen.
- In Deutschland ging die medizinische Leitlinie für Ärzte bereits in die dritte Generation.

Die Schaffung des Wortes »Fibromyalgie« kann als Erfolgsgeschichte in der Medizin verstanden werden, die zu einem tieferen Verständnis und zu erfolgreicheren Therapien geführt hat. Doch trotz eindeutiger Fortschritte ist Euphorie fehl am Platz. Zahlreich sind die ungelösten Fragen:

- Was steckt eigentlich hinter der Erkrankung?
- Wie ist das Verhältnis von Seele und Körper bei der Entstehung?
- Warum sind vorwiegend Frauen betroffen?

- Warum sind Schmerzmittel (fast) unwirksam?
- Warum gibt es nach wie vor keine einfache und wirksame Therapie?

Fibromyalgie ist immer noch ein Krankheitsbild, bei dem die Fragen zahlreicher sind als die Antworten. Auch wenn der Schwerpunkt dieses Buches eindeutig auf der Therapie liegt, soll doch vorab versucht werden, ein wenig Orientierung über das Krankheitsbild zu schaffen.

Ist Fibromyalgie eine neue Krankheit?

Wenn auch das Wort neu ist, die Beschwerden sind es keineswegs! Sie sind wahrscheinlich so alt wie die Menschheit selbst. Ausgebreitete Schmerzen, Abgeschlagenheit und Schlafstörungen wurden nur jeweils anders genannt. Im 18. Jahrhundert wurde von »Muskelrheuma« gesprochen. Später tauchten Begriffe wie »Neuralgie«, »rheumatische Myositis«, »Myofibritis«, »Neurofibrositis«, »Tendomyopathie« und viele andere auf. Auch die seelische Seite fand Beachtung, wie aus den Diagnosen »psychogenes Rheuma« oder »Neurasthenie« zu erkennen ist. Sie ahnen es vielleicht schon. Möglicherweise ist auch »Fibromyalgie« nicht das letzte Wort für so eine vielgestaltige Erkrankung.

Info

So lästig und schmerzhaft die Krankheit auch ist – einen Trost gibt es: Bei der Fibromyalgie kommt es nie zu Gelenkdeformierungen oder anderen Spätschäden an den Gelenken.

Tatsächlich lehnen nach wie vor einige ärztliche Kollegen (vor allem Orthopäden und Psychiater/Neurologen) den Begriff ab. Es gibt Tendenzen, sich davon wieder zu distanzieren und die Erkrankung eher in den Bereich der Psychiatrie zu verlagern. Bezeichnungen wie »somatoforme Schmerzstörung« oder »chronische Schmerzstörung mit somatischen und psychischen Faktoren« sollen an dessen Stelle treten.

Das mag wie Wortklauberei klingen. Doch die Wahl der Bezeichnung hat direkte Auswirkung auf die Therapie. Falls bei Ihnen eine der beiden letzten Diagnosen gestellt wurde, dann liegt es sehr nahe, dass bei Ihrer medikamentösen Therapie vermehrt auf Psychopharmaka gesetzt wird, die jedoch nur einen geringen Effekt auf die Beschwerden haben.

Der Begriff »Fibromyalgiesyndrom« hat aus meiner Sicht vor allem einen großen Vorteil: Er sagt nichts über die möglichen Ursachen aus und beschreibt lediglich eine Summe von Symptomen.

Doch weitere Änderungen stehen an: Ab dem 1. Januar 2022 wird eine neue Klassifikation der Diagnosen in Kraft treten. Mit dem ICD-11 (»International Classification of Diseases«) der WHO rutscht das Fibromyalgiesyndrom nun als »chronischer ausgebreiteter Schmerz« (M30.01) unter andere chronische Schmerzerkrankungen (M30). Ob sich dies als Vorteil (z. B. weniger »Psychiatrisierung«) oder Nachteil (z. B. zu viele Medikamente) erweist, wird die Zukunft zeigen.

Welche Beschwerden treten bei Fibromyalgie auf?

Fibromyalgie ist ein lateinisch-griechisches Kunstwort. Es setzt sich aus »fibra« = Faser, »mys« = Muskel und »algos« = Schmerz zusammen – also ein Faser-Muskel-Schmerz. Damit wird der Schmerz als zentrale Beschwerde in den Mittelpunkt gestellt. Doch das trifft nur einen Teil der Symptomatik. Erschöpfung, Schlafstörungen und Magen-Darm-Beschwerden sind für die Betroffenen meist genauso beeinträchtigend wie der vordergründige Schmerz. Daher werden in der aktuellen deutschen Leitlinie folgende Kernsymptome hervorgehoben: Schmerzen in mehreren Körperregionen, Schlafstörungen, Müdigkeit und Erschöpfung.

Der Krankheitsverlauf der Fibromyalgie

- *Der Krankheitsbeginn ist oft schleichend. Bereits in jungen Jahren leiden Betroffene häufiger unter Kopfschmerzen, Migräne oder Rückenschmerzen. Auch Reizdarmbeschwerden, Schlafstörungen, Schwindel oder depressive Verstimmungen finden sich häufig in der Vorgeschichte.*

- *Meist treten irgendwann hartnäckige Schmerzen in der Hals- oder Lendenwirbelsäule bzw. an irgendeiner anderen Stelle des Körpers auf, die anfangs kommen und gehen. Irgendwann werden sie zu Dauerschmerzen.*

- *Später kommt es zur langsamen Schmerzausbreitung über den Körper, bis es schließlich »überall« wehtut.*

- *Dieser generalisierte Schmerz ist anfangs vor allem in der kalten Jahreszeit oder nach Belastungen zu spüren. Im Verlauf von Jahren werden jedoch die »guten«, d. h. schmerzfreien Zeiten immer seltener.*

- *Schließlich treten immer häufiger auch »vegetative Beschwerden« wie Abgeschlagenheit, Schlafstörungen, Depressionen und Ängste hinzu: das Vollbild der Erkrankung.*

Um welche Art von Schmerzen handelt es sich?

Die Schmerzen bei Fibromyalgie können vielgestaltig sein. Doch meist werden sie als tief sitzende, ziehende Schmerzen wie bei einem Muskelkater oder einer Grippe bezeichnet. Oft fällt es Betroffenen schwer anzugeben, wo es am meisten zieht. Meist in den Muskeln oder Sehnenansätzen, manchmal aber auch in den Gelenken oder den Knochen.

Außer der Wirbelsäule sind fast immer auch Arme und Beine betroffen. Es gibt allerdings Fälle, in denen neben der Wirbelsäule nur einzelne Muskelbezirke (beispielsweise die Schultern) wehtun. Viele Patienten klagen morgens zudem über eine ausgeprägte Steifheit der Gelenke und das Gefühl, diese seien angeschwollen, auch wenn eine Schwellung nicht immer sichtbar ist. Schwellungen treten meist auch im Bereich von Augen, Wangen und Fingern auf, und am Morgen ist oft die Nase verschwollen. Frauen leiden oft unter Spannungsgefühlen in der Brust und im Unterleib.

Ist die Symptomatik fortgeschritten, sind die Schmerzen »immer und überall« vorhanden. Typisch ist die Verschlechterung bei Kälte/Nässe, nach körperlicher Anstrengung und bei Stress/Anspannung. Auch Schlafmangel, Infekte oder andere belastende Lebensereignisse können zur Schmerzverstärkung führen. Die Laboruntersuchungen sind meist unauffällig, größere Abweichungen von den normalen Werten können in der Regel nicht festgestellt werden.

Im Übergang zwischen Muskel und Sehne sitzen besonders viele empfindliche Schmerzfasern. Daher ist diese Übergangsstelle ein »neuralgischer« Punkt bei Fibromyalgie. Hier treten besonders unangenehme Schmerzen auf.

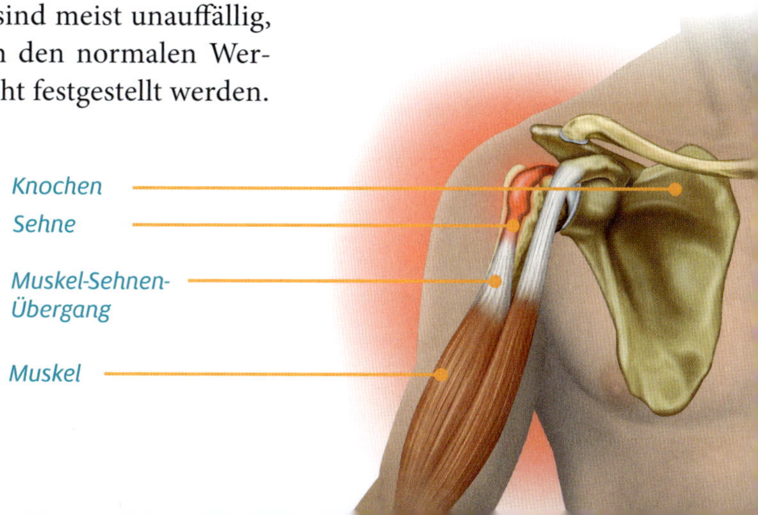

Welche weiteren Symptome treten auf?

Schmerzende Muskeln sind eigentlich nicht ungewöhnlich – denkt man beispielsweise an Muskelkater oder ähnliche Beschwerden. Bei der Fibromyalgie schmerzen viele Muskeln: häufig und scheinbar ohne Grund.

Das Beschwerdebild kann zahlreiche weitere Symptome umfassen, für die es ebenso wenig eine eindeutige körperliche Ursache gibt. Sie fallen unter den Begriff »funktionelle Störungen«, bei denen zwar die Funktion, nicht aber die Struktur des Körpers beeinträchtigt ist. Dazu gehören: Reizdarmsyndrom, Reizblasensyndrom, Unterleibsschmerzen, Kopfschmerzen, Schwindel, Benommenheit, »Wattegefühl«, erhöhte Reizempfindlichkeit (vor allem Lärm, Licht, Geruch, Kälte, Wärme), Abgeschlagenheit, Müdigkeit, Konzentrationsstörungen, Wortfindungsstörungen, Erschöpfung und viele weitere.

Erschöpfung, Mattigkeit und Müdigkeit sind für viele Betroffene dabei die wichtigsten Symptome. Abgeschlagenheit fehlt selten und quält die Patienten sehr. Sie ist oft derart ausgeprägt, dass eine regelmäßige Berufstätigkeit nicht (mehr) möglich ist.

Erschwert wird eine Erwerbstätigkeit häufig durch Konzentrationsstörungen: Benommenheit, Erinnerungslücken, eine Störung des Kurzzeitgedächtnisses, das Gefühl einer »Mattscheibe« oder einer allgemeinen Verlangsamung werden beklagt.

Ebenso häufig sind Schlafstörungen. Meist fallen die Betroffenen todmüde ins Bett, aber nach nur zwei Stunden ist es vorbei mit dem Schlummer. Dann wälzen sie sich von einer Seite auf die andere und fühlen sich morgens völlig zerschlagen.

Abgesehen von den Schmerzen, fühlt sich die Mehrzahl der Patienten gedrückt, depressiv oder auch ängstlich.

Aufstoßen, Völlegefühl, Sodbrennen, vermehrte Darmgeräusche, Blähungen, Durchfall oder Verstopfung fehlen beim FMS selten. Bei einer überraschend großen Zahl der Patienten finden sich Allergien. Diese reichen von leichtem Heuschnupfen bis zu schwerem Asthma.

Fibromyalgiepatienten sind meistens sehr kälteempfindlich und berichten über Zeichen einer gestörten Durchblutung in Händen und Füßen. Ebenfalls häufig tritt ein Karpaltunnelsyndrom auf. Hierbei handelt es sich um die Einengung eines Nervs im Bereich des Handgelenks. Als Konsequenz treten nachts zum Teil heftige Schmerzen im Arm auf.

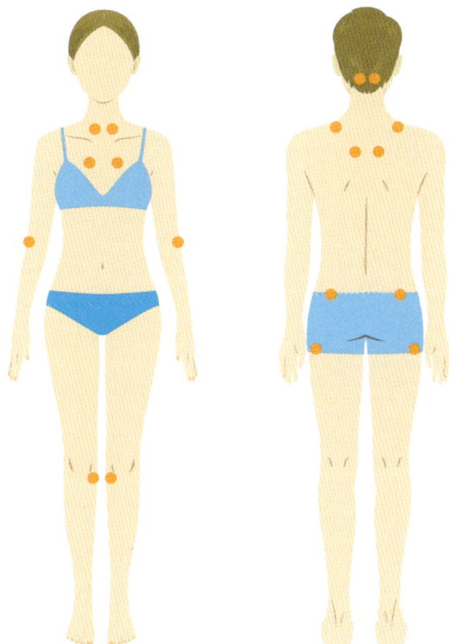

Wie häufig ist die Erkrankung?

Viele Betroffene vermuten, dass die Erkrankung selten sei, weil sie niemanden kennen, der so wie sie darunter leidet. Doch das ist ein Irrtum! Die Krankheit ist vergleichsweise häufig. Aktuell wird davon ausgegangen, dass gut 2 Prozent der Bevölkerung Deutschlands betroffen ist.

In die Arztpraxen kommen vor allem Frauen (ca. 90 Prozent) im mittleren Lebensalter. Doch tatsächlich umfasst die Erkrankung ein weites Spektrum von Kindern bis Hochbetagten. Auch wenn die Diagnose bei Männern deutlich seltener gestellt wird, findet sich bei systematischen Studien meist ein deutlich größerer Anteil als nur 10 Prozent. Eine Erklärung könnte sein, dass Ärzte bei Männern sehr viel seltener an die Möglichkeit eines Fibromyalgiesyndroms denken. Männer haben es aus ihrer Sicht eher »im Kreuz« oder sind »überarbeitet«.

Beispiele für druckempfindliche Stellen am Körper, die keineswegs alle schmerzhaft sein müssen. Solche Tender Points sind häufig Muskel-Sehnen-Übergänge oder Austrittsstellen von kleinen Nerven.

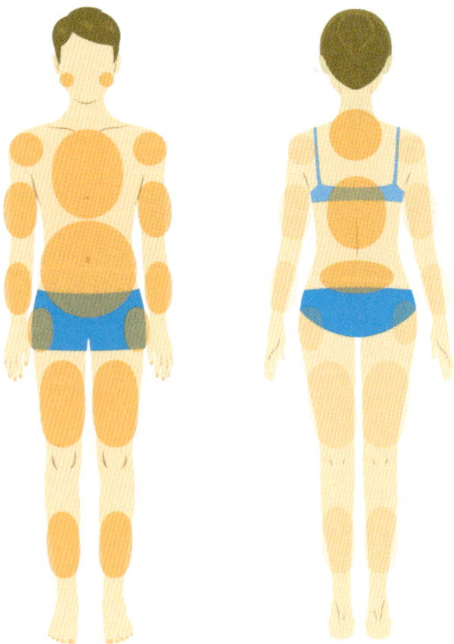

Wie wird Fibromyalgie diagnostiziert?

Es gibt für die Diagnose keinen beweisenden Laborwert oder Befund bei einem bildgebenden Verfahren. Trotzdem ist eine eindeutige Diagnose für den erfahrenen Arzt nicht schwierig.

In den letzten Jahrzehnten wurden mehrere Diagnoseverfahren beschrieben. Das hat leider auch Verwirrung gestiftet. In Deutschland ist es derzeit nach der aktuellen Leitlinie möglich, auf zwei Wegen zur korrekten Diagnose zu kommen.

Zum einen über die »klassischen Kriterien« der amerikanischen rheumatologischen Gesellschaft (ACR) aus dem Jahr 1990. Sie bestehen aus drei Unterpunkten:

Für die Diagnostik werden 19 Körperregionen unterschieden. Mindestens sieben davon müssen für die Diagnose FMS schmerzhaft sein.

- Schmerzen von mehr als drei Monaten Dauer.
- Ausgebreitete Schmerzen: im Bereich der Wirbelsäule/Brust **und** linke sowie rechte Körperhälfte **und** oberhalb sowie unterhalb der Taille.
- Druckpunkte: Mindestens 11 von 18 Druckpunkten, sogenannte Tender Points, müssen auf Daumendruck eine Schmerzreaktion hervorrufen.

Diese sogenannten ACR-1990-Kriterien waren ein erster Versuch, um zu beschreiben, was als Fibromyalgiesyndrom zu verstehen ist. Doch es gibt berechtigte Kritik. Vor allem die Objektivität der Tender Points bleibt umstritten. Je nachdem, wo und wie bei der Untersuchung gedrückt wird, kann das Ergebnis höchst unterschiedlich ausfallen. Und außerdem bleiben die weiteren typischen Symptome des FMS bei den Kriterien unberücksichtigt.

2010 kam es daher zu einer Überarbeitung der ursprünglichen Beschreibungen, die als »modifizierte Kriterien« (ACR 2010) veröffentlicht wurden. Der ausgebreitete Schmerz wird darin anders beschrieben. Die starre Forderung oben/unten, links/rechts wurde fallen gelassen, die Tender Points durch Schmerzregionen ersetzt. Die neuen Kriterien umfassen nun:

- Schmerzen in mindestens 7 von 19 Körperregionen. Daraus wird ein sogenannter regionaler Schmerzindex ermittelt.
- Ein Symptomschwerescore von mindestens 5 (von maximal 12) Punkten, der die Intensität der Symptome wiedergibt.
- Es muss ausgeschlossen sein, dass eine andersartige Erkrankung (z. B. Entzündung, hormonelle Störungen, Krebs) vorliegt, wodurch die Beschwerden ausreichend erklärt werden können.

Die Rubrik »körperliche Beschwerden« fasst alle funktionellen Beschwerden zusammen: Reizdarm, Reizblase, Kopfschmerzen, Schwindel, Benommenheit, Tinnitus, Sodbrennen, Reizempfindlichkeit und vieles mehr. Für die Diagnose müssen von den maximal 12 Punkten mindestens 5 erreicht werden.

Symptomschwereskala

Symptom	*Probleme*			
	Keine	*Leicht*	*Mäßig*	*Schwer*
Müdigkeit	*0*	*1*	*2*	*3*
Nicht erholsamer Schlaf	*0*	*1*	*2*	*3*
Merk- und Konzentrationsstörungen	*0*	*1*	*2*	*3*
Körperliche Beschwerden	*0*	*1*	*2*	*3*

Die meisten Menschen jenseits der Jugend haben gelegentlich Probleme mit der Wirbelsäule oder den Gelenken. Doch darüber hinaus findet sich beim FMS keine organische Ursache für die Schmerzen. Kurz: Es gibt keine typischen Labor- oder Röntgenbefunde, die eine Fibromyalgie beweisen.

Fibromyalgiediagnose auf einen Blick

- *Fibromyalgie oder besser das Fibromyalgiesyndrom ist ein relativ häufiges chronisches Schmerzsyndrom, das mit Ganzkörperschmerzen, Schlafstörungen, Abgeschlagenheit, Erschöpfung, funktionellen Beschwerden, Angst und Depressivität einhergeht.*
- *Besonders empfindlich sind sogenannte Tender Points, die sich oft mit Muskel-Sehnen-Übergängen oder Nervenaustrittsstellen decken.*
- *Die Erkrankung, die vor allem Frauen betrifft, verläuft in der Regel chronisch über Jahre oder Jahrzehnte hinweg. Trotz der hohen Dauer gibt es keine Spätschäden, Besserungen sind häufig.*
- *Da alle gängigen Laboruntersuchungen unauffällig sind, stützt sich die Diagnose auf die typischen Schmerzen, aus denen ein Schmerzindex und ein Symptomschwerescore ermittelt werden, die Tender Points und auch auf die begleitenden vegetativen Beschwerden und Stimmungsschwankungen.*
- *Die Erkrankung kann meist klar von anderen Krankheitsbildern abgegrenzt werden.*

Aus meiner Sicht ist die Auswahl der Kriterien nicht ganz glücklich, doch ist es ein Fortschritt, Fibromyalgie nicht nur als Schmerzerkrankung zu sehen, sondern die zahlreichen funktionellen Symptome mit zu berücksichtigen.

Sind aufwendige weitere Untersuchungen nötig?

Nein, bei einem »unkomplizierten FMS« genügt ein Basislabor: Blutsenkungsgeschwindigkeit, C-reaktives Protein, kleines Blutbild, Kreatinkinase, Kalzium, TSH und Vitamin D. Weitere Untersuchungen hängen von den individuellen Beschwerden ab.

Auch die Gefahr der Überdiagnostik darf nicht übersehen werden. Wenn Dutzende Laborwerte und mehrfache CT- oder MRT-Untersuchungen durchgeführt werden, tauchen meist kleine Abweichungen auf, die nur wenig mit den Beschwerden zu tun haben. Allerdings können diese stark beunruhigen, was die Beschwerden ungünstig verstärkt.

Je früher die Diagnose gestellt wird, je umfassender die Therapie ist und je aktiver Betroffene an der Therapie mitwirken, desto besser ist die Prognose.

Gibt es unterschiedliche Schweregrade?

Schmerzen und Erschöpfung können äußerst unterschiedlich ausgeprägt sein. Sie reichen von leichten, gelegentlichen Beschwerden bis massivster Beeinträchtigung, bei der an Arbeit nicht mehr zu denken ist. Doch existiert derzeit keine »offizielle« Einstufung der Krankheit von etwa »leicht«, »mittelgradig« und »schwer«.

Tendenziell nehmen die Schmerzen mit der Zeit ab. Im höheren Lebensalter geht es vielen – leider nicht allen – Patienten meist besser.

Führt Fibromyalgie zu einem bestimmten Grad der Behinderung (GdB)?

Grundsätzlich kann das Versorgungsamt wegen der Beschwerden »Prozente« aussprechen. Da jedoch keine festen

Schweregrade der Krankheit definiert sind, existieren auch keine Regeln für die Einstufung der Behinderung. Lediglich ein Attest mit der Diagnose nützt somit nur wenig. Es kommt immer darauf an, im Einzelfall darzulegen, wie die konkrete Beeinträchtigung im Alltag aussieht. Welche Folgen haben Schmerzen, Schlafstörungen, Magen-Darm-Beschwerden, Erschöpfungszustände etc.?

Info

Eine der Hauptgefahren der vergangenen Jahrmillionen stellte das Verhungern dar. Daher war es sinnvoll, bei Überfluss reichlich Vorräte (Speck) anzulegen und in Krisenzeiten (Stress) höchst sparsam mit der wertvollen Energie umzugehen. Diese »guten« Gene machen uns heute bei psychischer Überforderung Probleme: Wir bevorzugen Hochkalorisches, nehmen unkontrolliert zu, und eine Gewichtsabnahme scheint unmöglich. Unser Körper »dankt« es uns mit Übergewicht und Folgeerkrankungen.

Was sind die Ursachen?

Die bisherigen Untersuchungen erlauben noch keine sicheren Aussagen über die Ursachen der Krankheit. Doch es gibt interessante Einzelerkenntnisse. Begünstigend wirken vor allem folgende Faktoren:

- Entzündliche rheumatische Erkrankungen
- Bestimmte genetische Veranlagungen
- Vitamin-D-Mangel
- Rauchen
- Übergewicht
- Bewegungsmangel
- Depression
- Gewalterfahrungen in der Kindheit

Ebenso ist bekannt, dass bei Fibromyalgie die allgemeine Sensibilität zunimmt und sich das vegetative Nervensystem sowie die Stresshormone in einem erhöhten Erregungszustand befinden.

Welche Rolle spielt die Seele?

Wenn keine körperlichen Ursachen vorliegen, wird oft vermutet, die Symptomatik sei psychisch bedingt. Dementsprechend wird dann vorwiegend mit Psychotherapie oder Psychopharmaka behandelt.

Tatsächlich spielen Stress, Überforderung und Verunsicherung für die Auslösung der Krankheit eine sehr große Rolle. Doch mittlerweile ist auch klar, dass das FMS nicht mit einer psychischen Erkrankung oder Depression gleichzusetzen ist. Die Symptomatik ist weitaus komplexer, und Therapien, die bei Depressionen gut wirksam sind, dürfen nicht unkritisch auf das FMS übertragen werden.

Manche seelischen Veränderungen lassen sich auch als Folge der chronischen Erkrankung erklären. Jahrelange Schmerzen, Schlafstörungen und vor allem der Mangel an Verständnis für die Krankheit lassen die betroffenen Menschen verzweifeln. Ihre Stimmungstiefs sind nur zu verständlich: Es ist normal, wenn jahrelange Schmerzen Folgen zeigen. Oder umgekehrt: Es wäre hochgradig auffällig, wenn jahrelange Schmerzen keine seelischen Folgen hinterlassen würden. Allerdings muss man diese Aussage noch ein wenig differenzieren.

Es gibt Persönlichkeitseigenschaften, die ein Fibromyalgiesyndrom begünstigen. Es sind in erster Linie sensible Menschen und solche, die die Dinge genau nehmen, die Leistungsbereitschaft zeigen, gründlich sind, sich selbst unter Zeitdruck setzen, sich nicht gut wehren können und leicht ein schlechtes Gewissen bekommen. Solche Charaktereigenschaften fördern vermutlich das Entstehen einer Fibromyalgie. Doch um keine Missverständnisse aufkommen zu lassen: Diese Faktoren sind nicht die Ursachen der Krankheit.

Zusammengefasst kann man sagen, dass seelische und körperliche Faktoren bei der Fibromyalgie eng verflochten sind. In Zeiten, in denen es Ihnen schlecht geht, in denen Sie ein geringes Selbstbewusstsein haben, werden Sie mehr unter der Krankheit leiden.

Zusammenspiel von Seele und Körper

- *Vielen Fibromyalgiepatienten wird nach einer Untersuchung mitgeteilt, sie seien organisch gesund und würden sich die Beschwerden »bloß einbilden«. Dies ist für die Betroffenen oft ein schwerer Schlag, da nun zu den Schmerzen auch häufig Schuldgefühle hinzukommen.*
- *Dies ist natürlich barer Unsinn. Schmerzen sind ein subjektives Erlebnis. Wer Schmerzen hat, der hat Schmerzen. Es gibt keine »eingebildeten Schmerzen«, man kann höchstens lügen.*
- *Das Verhältnis zwischen Körper und Seele ist bei Schmerzen äußerst komplex und steht in engem Wechselspiel. Fast alle lang anhaltenden Schmerzen beeinflussen das seelische Erleben und führen meist zu Depressionen, Schlafstörungen und Abgeschlagenheit. Doch auch umgekehrt neigen Menschen mit Depressionen häufig zu einer intensiveren Schmerzempfindlichkeit.*
- *Einen weiteren Faktor stellen Ängste oder gar Panikattacken dar. Wer anhaltend unter Schmerzen leidet, wird häufiger ängstlich oder schreckhaft. Besonders beunruhigen die vielfältigen körperlichen Beschwerden, wenn dafür keine befriedigende Ursache gefunden wird.*

- *Angst und Depressivität ist also zum einen Folge des Fibromyalgiesyndroms, und gleichzeitig erhöht beides die Schmerzempfindlichkeit.*

An welchen Arzt kann ich mich wenden?

Die Diagnose eines Fibromyalgiesyndroms kann von einem erfahrenen Arzt gestellt werden. Das kann (muss aber nicht) ein Rheumatologe sein. Davon gibt es in Deutschland zwei Untergruppen: Internisten und Orthopäden. Beide haben eine mehrjährige Zusatzausbildung für rheumatische Krankheitsbilder und können in aller Regel ein FMS sicher und schnell diagnostizieren.

Doch spezifische Hilfe für die Therapie werden Sie von diesen Ärzten nur in seltenen Fällen erhalten, da das Krankheitsbild in deren Ausbildung nur am Rande auftaucht. Der Weg führt dann oft zum Schmerztherapeuten. Aber auch deren Therapiekonzepte sind eher für organisch bedingte Schmerzen optimiert. Beispielsweise wird das Schema der Weltgesundheitsorganisation (WHO-Stufenschema) angewandt, das von leichten Schmerzmitteln bis zu Morphinpräparaten reicht. Beim FMS sind diese jedoch weitgehend wirkungslos, können allerdings Nebenwirkungen zeigen und z. B. zu Abhängigkeit führen.

Die Versorgungslage ist somit äußerst unbefriedigend, und viele Betroffene sind mit Recht enttäuscht. Resignation ist jedoch fehl am Platz. Durch gezielte Selbsthilfe ist es möglich, auch in Eigenregie effektive Maßnahmen zu ergreifen.

Was kann ich selbst tun?

Einige Betroffene erwarten vor allem von außen Hilfe. Ärzte, Psychotherapeuten oder Physiotherapeuten sollen die Beschwerden lindern. Sie sind oft unzureichend über Fibromyalgie informiert und erachten die eigene Verantwortung am Heilungserfolg als gering. Mit dieser Einstellung wird es sehr schwer sein, die Krankheit zu überwinden.

Ganz anders bei Patienten, die eine klare Orientierung über die Hintergründe der Erkrankung und die eigenen Handlungsmöglichkeiten haben. Sie nehmen ihre Beschwerden in die eigene Hand und lassen sich von Rückschlägen nicht entmutigen. Wer es so schafft, von der »Rückbank« auf den »Fahrersitz« zu wechseln, hat eine deutlich bessere Prognose. Die 10-Punkte-Therapie in Kapitel 2 liefert Ihnen wertvolle Tipps, die Ihnen dabei helfen können, Ihre Beschwerden zu lindern.

FIBROMYALGIE KURZ ZUSAMMENGEFASST

Noch gibt es keine allgemein anerkannte Theorie zum Fibromyalgiesyndrom. Mein Team und ich haben in den letzten Jahrzehnten hilfreiche Modellvorstellungen entwickeln können.

Wenn die Kindheit durch Verunsicherung, Vernachlässigung und/oder Gewalt gekennzeichnet war, begünstigt das ein FMS im Erwachsenenalter. Doch eine solche Vorgeschichte ist bei unseren Patienten zum Glück eher selten. Im Gegenteil sehen wir häufiger Menschen, die überbehütet und überbeschützt aufgewachsen sind. Nicht selten war ein Elternteil, häufig die Mutter, selbst unsicher, überängstlich und in ständiger Sorge, dem Kind könne etwas zustoßen.

Gewalt und Überbehütung sind Extrempole zu Beginn eines Lebens. Aber sie tragen eine Gemeinsamkeit in sich. In beiden Fällen erlebt der junge Mensch, dass die Welt kein sicherer Ort ist. In der Folge steigert das Kind die Aufmerksamkeit und Wahrnehmung für seine Umgebung. Es geht in eine »Habachtstellung«, um stets vorbereitet und gewappnet zu sein. Im Verlauf der Jahre bildet sich (vor allem bei Überbehütung) eine Persönlichkeit heraus, die sich durch hohe Sensibilität, hohe Leistungsbereitschaft und häufig durch eine Neigung zur Genauigkeit auszeichnet. Im Falle der Gewalt kommt nicht selten ein schwer zu überwindendes Misstrauen hinzu.

Auslösend ist schließlich eine anhaltende Überforderung, also Stress im weitesten Sinn. Die Betroffenen reagieren in einer Art, die sich in ihrer eigenen Vorgeschichte bewährt hat. Sie strengen sich noch mehr an, reißen sich noch mehr zusammen oder versuchen, die Lebensaufgaben noch perfekter zu bewältigen.

Allerdings reagiert auch unser Körper. Genmuster werden aktiviert, die sich bereits bei unseren Vorfahren bewährt haben. Die Verhaltensweisen, die jetzt ausgelöst werden, sind auf das Leben in der Wildnis optimiert. In unserer Lebenssituation helfen sie wenig oder gar nicht.

So war es in der Vergangenheit in gefährlichen Situationen überaus sinnvoll, nachts nicht oder nur sehr leicht zu schlafen, da unsere gefürchtetsten Gegner hungrige Großkatzen waren. Tief und traumlos durchzuschlafen hätte tödliche Folgen gehabt. Höchste Reizempfindlichkeit war lebensnotwendig,

Info

Die an sich sinnvolle Senkung der Reizschwelle erklärt eine Vielzahl von Beschwerden. Fibromyalgiepatienten sind nicht nur schmerzempfindlich, sie leiden unter einer übermäßigen Empfindlichkeit praktisch aller Sinnesorgane. Sie sind übermäßig sensibel gegenüber Licht, Lärm, Geruch, Geschmack, Berührung bis hin zu gesteigerter psychischer Irritierbarkeit. Dadurch befinden sie sich in einem Zustand der dauernden Reizüberflutung.

Info

Die Symptome bei Fibromyalgie können als (übersteigerter) Schutz gegen Bedrohung verstanden werden. Doch warum gehen sie nicht weg, wenn das Leben in ruhigere Fahrwasser geraten ist? Der Grund: Schutzmuster müssen sehr leicht aktivierbar sein und dürfen nur langsam abgeschaltet werden. Beispiel: Wenn Sie ein einziges Mal von einem Hund böse gebissen wurden, kann das zu einer lebenslangen Hundeangst führen. Es reicht nicht, einmal einen Hund zu treffen, der Sie nicht beißt. Wenn wir Schutzmaßnahmen abschalten, machen wir uns angreifbar. Wer sich in der Wildnis wohlig entspannt hat, wurde schnell zur Beute! Erst wenn wir uns umfassend geistig, seelisch und körperlich sicher fühlen, darf auf die Sicherungsmaßnahmen verzichtet werden.

da Vorfahren, die ausgezeichnet weghören und entspannen konnten, zwar ein schönes, aber auch nur kurzes Leben hatten.

Die Nahrung in der Wildnis war meist schlecht und häufig giftig. Wer schnell mit Übelkeit/Erbrechen oder Durchfall reagieren konnte, war definitiv im Vorteil.

Letztlich lassen sich ähnliche Überlegungen zur Erklärung aller funktionellen Beschwerden anstellen. Das Grundmuster: Unter Stress reagiert unser Körper mit Schutz- und Notfallreflexen, die in der Vergangenheit wichtig waren, heute aber sinnlos geworden sind.

Der Schmerz beim FMS ist somit die Folge einer an sich sinnvollen Steigerung der Sensibilität in gefährlichen Situationen. Komplizierend wirken sich dann noch Lernmechanismen aus, die anhaltende Schmerzen weiter verstärken.

TESTEN SIE SICH SELBST

Fibromyalgie ist ein klar umrissenes Krankheitsbild. Ein erfahrener Arzt kann die Diagnose schnell und sicher stellen. Er erhebt eine genaue Vorgeschichte, wird Fragen zu den Beschwerden stellen, eine körperliche Untersuchung durchführen und ggf. Laboruntersuchungen veranlassen. Das ist alles! Leider sind auf diesem Gebiet erfahrene Ärzte selten. Als Betroffener sind Sie nicht selten darauf angewiesen, eine erste Verdachtsdiagnose zu stellen.

Leiden Sie an Fibromyalgie?

Mithilfe der folgenden Fragen lässt sich der Verdacht auf ein Fibromyalgiesyndrom erhärten.
Die anschließende Überprüfung durch einen Facharzt ist jedoch unumgänglich.

❶ Leiden Sie seit mindestens drei Monaten unter Schmerzen in mehreren Körperregionen?

❷ Kreuzen Sie die schmerzhaften Regionen an. Sind sieben oder mehr Regionen betroffen?

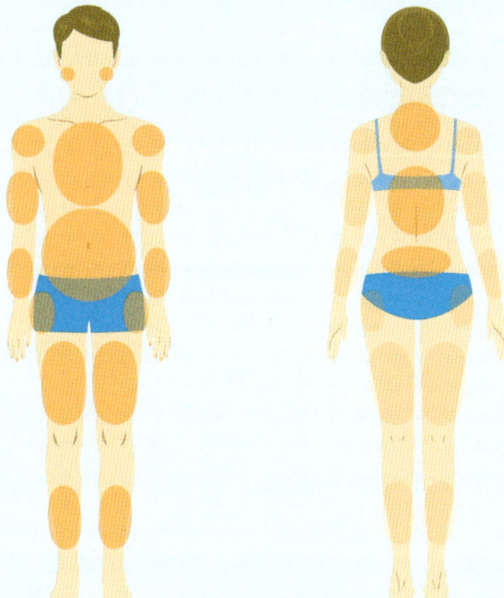

❸ Versuchen Sie, die weiteren Beschwerden einzuschätzen, und zählen Sie die Punkte zusammen. Kommen Sie auf fünf oder mehr Punkte?

Symptomschwereskala

Symptom	*Probleme*			
	Keine	*Leicht*	*Mäßig*	*Schwer*
Müdigkeit	*0*	*1*	*2*	*3*
Nicht erholsamer Schlaf	*0*	*1*	*2*	*3*
Merk- und Konzentrationsstörungen	*0*	*1*	*2*	*3*
Körperliche Beschwerden	*0*	*1*	*2*	*3*

➲ *Unter »körperliche Beschwerden« werden alle funktionellen Beschwerden zusammengefasst, z. B.: Reizdarm, Reizblase, Kopfschmerzen, Schwindel, Benommenheit, Tinnitus, Sodbrennen, Reizempfindlichkeit und vieles mehr.*

❹ Wurde bei Ihnen bei den bisherigen Untersuchungen kein körperlicher Befund erhoben?

Insbesondere folgende Aspekte sollten untersucht worden sein:

- Körperliche Untersuchung durch den Arzt und Erhebung der Vorgeschichte
- Blutuntersuchung (inklusive dieser Werte: Blutsenkungsgeschwindigkeit, C-reaktives Protein, kleines Blutbild, Kreatinkinase, Kalzium, TSH und Vitamin D)
- Ausschluss einer entzündlich-rheumatischen Erkrankung
- Ausschluss von anderen Erkrankungen
- Ausschluss, dass die Beschwerden durch Medikamente bedingt sind

➲ Drücken Sie mit dem Daumen auf die markierten Punkte. Sind diese deutlich schmerzempfindlich? Testen Sie die Stellen zum Vergleich bei einer Person, die nicht unter ausgebreiteten Schmerzen leidet.

❺ Tasten Sie nach den Tender Points: Sind mindestens elf davon deutlich druckempfindlich?

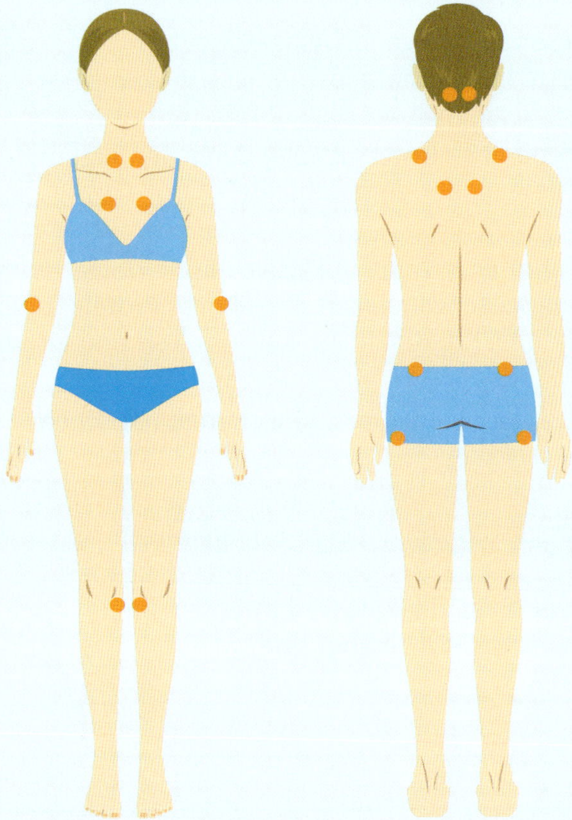

Wann darf es schmerzen?

Wie fest soll man die Tender Points drücken? Ab welchem Druck ist das Auftreten von Schmerz normal? Im Verlauf der Forschung hat man sich darauf geeinigt, dass man unter einer Krafteinwirkung von etwa vier Kilogramm mit dem Daumen auf die zu untersuchende Stelle drücken sollte.

In der Praxis braucht man es allerdings nicht ganz so genau zu nehmen. Der Schmerz ist im Bereich der Druckpunkte nicht selten so heftig, dass die Patienten sogar aufschreien oder zusammenzucken.

Die Druckempfindlichkeit der Tender Points ist allerdings nicht immer gleich hoch. In Zeiten von ausgeprägten Beschwerden sind diese wesentlich empfindlicher als in Zeiten, in denen es dem Patienten vergleichsweise gut geht. Dies ist wichtig zu wissen, da diese Tatsache manchmal bei der Diagnosestellung zusätzlich verwirrt.

Wenn Sie die ersten vier Fragen jeweils mit »Ja« beantwortet haben, sollten Sie die Diagnose »Fibromyalgie« ernstlich in Erwägung ziehen und ärztlich abklären lassen. Die Beantwortung der Frage zu den Tender Points ist ergänzend zu werten, jedoch ein weniger »hartes« Kriterium.

Wenn Sie allerdings eine oder mehrere der ersten vier Fragen mit »Nein« beantwortet haben, bestehen Zweifel bzw. ist die Diagnose unwahrscheinlich.

Natürlich ersetzt so ein Selbsttest keine »echte« Diagnostik. Sicherheit erhalten Sie nur, wenn Sie sich durch einen erfahrenen Arzt untersuchen lassen.

KAPITEL 02

DIE 10-PUNKTE-THERAPIE

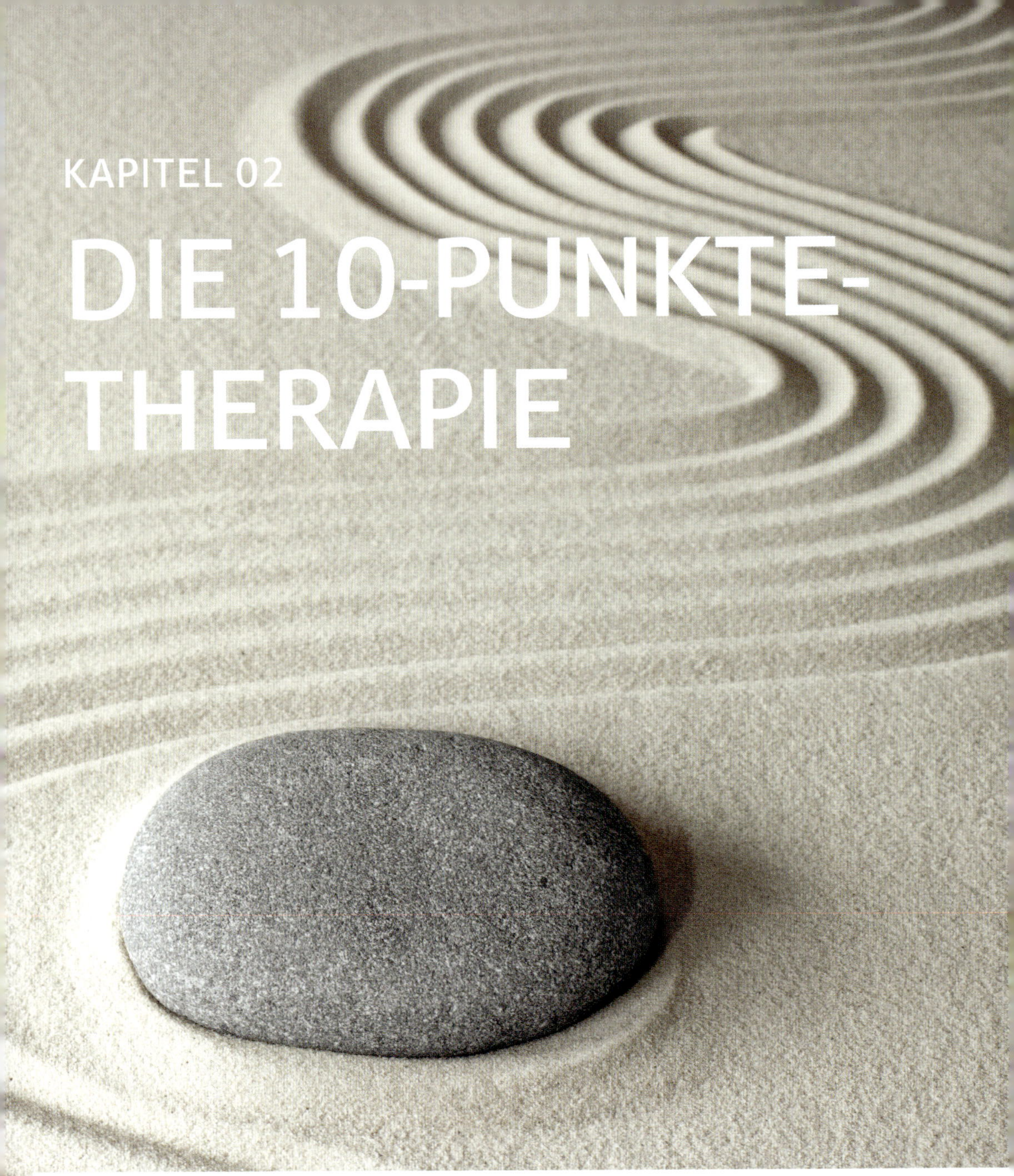

Die meisten Fibromyalgiepatienten sind von einer rein medikamentösen Therapie enttäuscht. Tabletten alleine helfen nicht weiter. Weltweit setzt man heute daher auf sogenannte multimodale Behandlungen, d. h. es wird auf vielfache Weise (= multimodal) umfassend therapiert. Die folgenden zehn Schritte helfen dabei, Schmerzen zu reduzieren und Wohlbefinden wiederherzustellen.

1. SCHRITT – INFORMATION UND EINSTELLUNG

Der erste Schritt wird im Kopf getan. Vergegenwärtigen Sie sich einige Tatsachen, und stellen Sie sich auf die Krankheit ein. Wer sich über seine Krankheit im Klaren ist, kann leichter mit ihr umgehen, sie erfolgreicher bekämpfen. Machen Sie sich das bewusst!

- Mit Ihrer Erkrankung sind Sie nicht allein: Viele Menschen leiden darunter. Suchen Sie Kontakt zu anderen Betroffenen. Es ist sicherlich auch wünschenswert, einen Arzt zu haben, mit dem Sie über das Krankheitsbild reden können und von dem Sie verstanden werden.
- Auch wenn es Ihnen seelisch schlecht geht, bedeutet das nicht, dass Ihre Krankheit eingebildet ist. Ihre Bedrücktheit ist im Wesentlichen eine Folge der Erkrankung.
- Sie haben ein klar umrissenes Krankheitsbild. Daran, dass diese Krankheit noch so wenig erforscht ist, sind nicht Sie schuld.
- Die Fibromyalgie ist eine Krankheit, die das Leben schwer beeinträchtigt, jedoch im Großen und Ganzen keine Veränderung der Körperstruktur bewirkt. Es gibt keine Spätschäden, Veränderungen der Gelenke, Verkrüppelungen usw. Sie werden ihretwegen sicherlich nie im Rollstuhl sitzen.
- Die Diagnose des FMS ist relativ plausibel. Verzichten Sie daher nach der Diagnosestellung auf weitere umfangreiche Untersuchungen. Eine Reihe von Erkrankungen sollte je-

Richtig entspannen, sich Zeit für sich selbst nehmen und sich gesund ernähren – das sind wesentliche Bestandteile einer Fibromyalgiebehandlung.

Tipp

Im Kapitel »Wie geht es weiter?« finden Sie Tipps und weiterführende Adressen.

doch ausgeschlossen werden. Hierzu genügen einige Laboruntersuchungen (siehe S. 19).

- Lernen Sie zu akzeptieren, dass keine fassbaren körperlichen Veränderungen hinter der Erkrankung stehen. Je mehr Sie untersuchen lassen, desto mehr zufällige Ergebnisse gibt es. Dadurch kommt es eher zu mehr Unklarheit und Verwirrung.
- Langfristig wird eine Besserung der Erkrankung eintreten. Das kann Jahre dauern, aber in den meisten Fällen lassen die Beschwerden nach!
- Setzen Sie sich keine unrealistischen Ziele. Je nach Entwicklungsstand der Erkrankung braucht es Zeit, Verbesserungen zu erlangen. Mit Hektik erreichen Sie nichts. Lassen Sie sich Zeit, einen Schritt nach dem anderen Schritt zu gehen.

> **Info**
>
> *Ist die Diagnose eines FMS einmal sicher gestellt, empfiehlt es sich, auf immer weitere Diagnostik zu verzichten, um sich nicht unnötig zu verunsichern. Wenn jedoch wirklich neue Symptome hinzukommen, ist ein Gang zum Arzt unvermeidlich.*

2. SCHRITT – ENTSPANNEN UND LOSLASSEN

Bei der Therapie der Fibromyalgie geht es um die Beeinflussung von Regelkreisen. Ein wichtiger Ansatzpunkt ist das Durchbrechen des Kreislaufs von Schmerz, Anspannung, Angst und neuem Schmerz.

Die Krankheit akzeptieren

Wichtig hierbei ist ein entspanntes Verhältnis zu sich selbst und Ihrer Krankheit: Versuchen Sie zu akzeptieren, dass die Krankheit derzeit noch stärker ist als Sie und sich nicht mit Gewalt bekämpfen lässt. Das ist kein Widerspruch zu dem Vorsatz, aktiv gegen die Fibromyalgie vorzugehen. Die Krankheit gehört derzeit noch zu Ihnen und bildet einen Teil Ihrer Persönlichkeit, so wie es auch Charaktereigenschaften gibt, die Sie an sich weniger schätzen. Darüber kann man sich ärgern, aber man kann diesen Teil seiner Person nicht ausradieren. Im Gegenteil: Je mehr Sie kämpfen, desto größer werden Ihre innere Anspannung und Ihre Beschwerden.

Enttäuschungen vorbeugen

Das Gleiche gilt für Hilfe von außen. Sie werden keinen Experten finden, der Sie auf einen Schlag von allen Beschwerden befreien kann. Falls Sie mit dieser Hoffnung zu Ärzten gehen, werden Sie regelmäßig bitter enttäuscht. Beim Versuch, die Krankheit mit immer härteren Mitteln zu attackieren, werden letztlich alle enttäuscht und alle Verlierer sein.

Sie selbst können etwas gegen Ihre Fibromyalgieerkrankung tun: Je aktiver Sie selbst Ihr Schicksal in die Hand nehmen, desto besser sind Ihre Chancen auf Heilung und Linderung.

Muskelentspannung

Bei der Fibromyalgie kommt es zu einer erhöhten Muskelanspannung. Dementsprechend stehen ganz am Anfang der Therapie Entspannungsverfahren. Es gibt eine Reihe von Methoden, um zu einer größeren inneren Ruhe und zu muskulärer Gelöstheit zu kommen. Einige davon werden in diesem Buch angesprochen oder vorgestellt. Möglicherweise kommen Sie aber auch mit einem anderen Verfahren besser zurecht. Kein Problem: Jede für Sie hilfreiche Methode ist willkommen!

Im täglichen Umgang mit Fibromyalgiepatienten fällt immer wie-

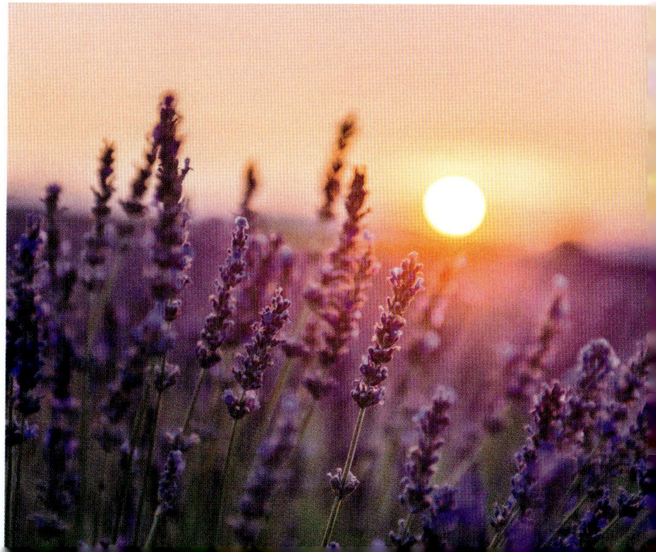

Auch wenn Sie sicherlich nicht allzu oft die Möglichkeit haben werden, solch einen Sonnenuntergang zu genießen: Stellen Sie ihn sich einfach zur Entspannung vor!

Tipp

Heilungserfolge erzielen Sie nur auf freundliche, positive Art und Weise: Bilden Sie mit Ihrem Körper ein Team, und suchen Sie einen Ausweg aus der verfahrenen Situation.

der auf, dass es vielen von ihnen leichtfällt, sich für andere einzusetzen, es ihnen aber sehr viel Mühe bereitet, selbst einmal zu entspannen. Dies hat sicherlich viele Gründe. Einer ist, dass wir nur selten lernen, bewusst abzuschalten. In unserer Kultur hat dies keinen hohen Stellenwert. Wer so erzogen wurde, merkt oft erst durch Schmerzen oder völlige Erschöpfung, wie sehr er sich überfordert hat.

Wenn es Ihnen auch so geht und Sie Ihre Bedürfnisse im Alltag leicht vergessen, dann sollten Sie sofort damit beginnen, etwas mehr Rücksicht auf sich zu nehmen.

Kleine Pausen einlegen

- Bauen Sie in Ihren Alltag regelmäßige Pausen ein, in denen Sie kurz innehalten und überlegen, wie es Ihnen gerade geht.
- Horchen Sie in sich hinein, und stellen Sie fest, wie sich Ihr Körper anfühlt: Wie geht es dem Rücken, wie den Gelenken? Was sagt Ihr Bauch? Wie ist Ihre Stimmung?
- Falls Sie angespannt sind, atmen Sie einige Male tief durch. Versuchen Sie loszulassen, und nehmen Sie kurz zu Ihrem Körper Kontakt auf. Eine Minute reicht.
- Wichtig ist, dass Sie sich immer wieder an die Pausen erinnern lassen. Es ist sinnvoll, sich kleine Hilfen zu bauen: wenn eine Uhr die volle Stunde schlägt, bei Rotlicht an der Ampel, nachdem Sie den Briefkasten geleert haben, vor der Mittagspause. Kochen Sie sich eine Tasse Tee oder Kaffee, und warten Sie, bis er kühler geworden ist usw.

Machen Sie es wie die Akkordarbeiter – Ihnen steht pro Stunde eine kleine Pause für persönliche Bedürfnisse zu.

Entspannungsverfahren

Es ist sehr empfehlenswert, ein klassisches Entspannungsverfahren zu erlernen. Dabei stehen viele Möglichkeiten zur Verfügung. Am bekanntesten sind das autogene Training und die progressive Muskelrelaxation nach Jacobson. Ebenfalls empfehlenswert: Yoga, Meditation, Biofeedback, Musiktherapie, Tai-Chi-Chuan, Atemtherapie u. a. m.

Sie finden ein reichhaltiges Angebot bei Volkshochschulen oder ähnlichen Instituten. Religiösen Menschen kann ein Gebet oder eine stille Versenkung beim Betrachten der Natur Ruhe und Ausgeglichenheit schenken.

> **Tipp**
>
> *Schauen Sie sich verschiedene Entspannungsverfahren an, und wählen Sie, was Ihnen sympathisch ist. Es soll Spaß machen, sonst werden Sie es kaum regelmäßig weiterführen – was aber unbedingt notwendig ist. Alle genannten Möglichkeiten erfordern nur begrenzten Zeitaufwand. Wenige Minuten täglich sind bereits äußerst hilfreich.*

3. SCHRITT – PHYSIKALISCHE THERAPIE

Neben der inneren Einstellung und der seelischen Entspannung können auch äußere Faktoren das Loslassen fördern. Seit alters werden verschiedenste für Muskulatur und Nervensystem wohltuende Techniken und Hilfsmittel eingesetzt. In der Medizin werden diese Maßnahmen unter »physikalischer Therapie« zusammengefasst. Bei der Behandlung der Fibromyalgie haben diese Verfahren einen hohen Stellenwert. Außerdem sind sie angenehm und machen fast immer Spaß! Eine erfolgreiche Therapie kann sehr viel Freude bereiten.

Die progressive Muskelrelaxation ist eine besonders einfache und effektive Entspannungsmethode. Sie besteht in einem ständigen Wechsel von Muskelanspannung und -entspannung. Probieren Sie die Übung am besten gleich einmal aus.

Das Entspannungsprogramm ist auch online erhältlich: »Das Fibromyalgie-Entspannungsprogramm nach Dr. Weiss. Ein 5-Minuten-Programm für jeden Tag« finden Sie unter dem Menüpunkt »Publikationen« auf www.weiss.de.

Eine Variante der Muskelrelaxation

- *Setzen Sie sich bequem hin. Machen Sie mit beiden Händen eine Faust, und spannen Sie Arme und Fäuste sehr kräftig an. Halten Sie diese Spannung etwa 10 bis 20 Sekunden. Es sollte anstrengend sein! Anschließend öffnen Sie die Fäuste, lassen die Arme völlig locker in den Schoß fallen. Spüren Sie, wie angenehm das ist? Atmen Sie zweimal tief ein und genussvoll wieder aus.*
- *Spannen Sie nun die Beinmuskulatur an, halten Sie die Anspannung 10 bis 20 Sekunden, und lassen Sie danach locker. Wieder atmen Sie zwei- bis dreimal tief ein und langsam aus.*
- *Spannen Sie jetzt Bauch-, Rücken- und Gesäßmuskulatur fest an, und halten Sie die Spannung. Lassen Sie wieder los, und freuen Sie sich am entspannten Ausatmen.*
- *Diese drei Schritte können Sie überall durchführen. Man sieht es kaum. Den vierten Schritt machen Sie besser, wenn Sie allein sind. Hierzu spannen Sie Ihre Gesichts- und Halsmuskeln an. Stören Sie sich nicht an Ihrer Grimasse! Wahrscheinlich werden reflektorisch auch Bauch und Rücken mit angespannt. Halten Sie diesen Zustand einige Sekunden, und lassen Sie dann unter Ausatmen los. Das war die ganze Übung. Sie dauert nicht länger als zwei oder drei Minuten. Sie können sie auch etwas abgeändert durchführen.*
- *Haben Sie es ausprobiert? Überlegen Sie, zu welchen günstigen Zeitpunkten Sie dieses Verfahren in Ihren*

Tagesablauf einbauen können. Allerdings muss sich nicht gleich Entspannung einstellen. Gerade wenn die Muskelverspannung sehr hoch ist, werden Sie einige Male üben müssen. Wenn es dann immer noch nicht funktioniert, sollten Sie sich einem für Sie geeigneteren Verfahren zuwenden.

Wohltuende Wärme

Seit Langem wird Wärme in unterschiedlichster Form zur Entspannung schmerzhafter Muskeln angewendet. Vermutlich kommt es dabei zu einer Durchblutungsverbesserung bei gleichzeitiger Herabsetzung der erhöhten Muskelspannung in den betroffenen Bezirken. Möglicherweise werden auch die Schmerzfasern selbst günstig beeinflusst. Dabei können Sie aus einer reichhaltigen Palette von verschiedenen Anwendungen auswählen: Moor, Fango, Parafango, Rotlicht, heiße Rolle, Thermal-, Sole- und Stanger-Bäder usw. In vielen Massagepraxen, öffentlichen Bädern oder Kliniken finden Sie sicherlich auch in Ihrer Nähe ein passendes Angebot.

Wärmeanwendungen selbst gemacht

- *Fangopackungen*

  Fango- bzw. Fango-Paraffin-Packungen gibt es in der Apotheke. Sie werden im Backofen erwärmt und geben eine angenehme, lang anhaltende Wärme ab. Man kann sie mehrfach verwenden. Kirschkerne oder grobkörniges Salz, in einem Stoffbeutel aufgeheizt, haben eine ähnliche Wirkung.

Info

Wärme bewirkt:

- *Herabsetzung der Muskelanspannung*
- *Verbesserung der Durchblutung*
- *Auflockerung des Bindegewebes*
- *Blockierung der Schmerzleitung*
- *Beeinflussung zahlreicher Nerven und Muskelrezeptoren*
- *Seelische Entspannung*

- *Heiße Rolle und Rotlicht*
  Die heiße Rolle eignet sich besonders bei Anspannungen im Bereich der Nackenmuskeln. Falten Sie ein Handtuch auf passende Größe, und gießen Sie kochendes Wasser darüber. Wenn Sie eine Mikrowelle haben, können Sie damit ein feuchtes Handtuch sehr einfach erhitzen. Dann lassen Sie das Tuch etwas abkühlen. Sobald die richtige Temperatur erreicht ist, legen Sie es auf die verspannten Muskeln. Danach können Sie die Muskeln etwas lockern, indem Sie mit den Schultern rollen oder mit den Armen kreisen. In ähnlicher Weise können Sie mit einer Rotlichtlampe verfahren.

Mit dem Kleopatra-Bad soll sich die ägyptische Königin ihren sagenhaften Teint erhalten haben. Testen Sie doch einfach einmal die Wirkung!

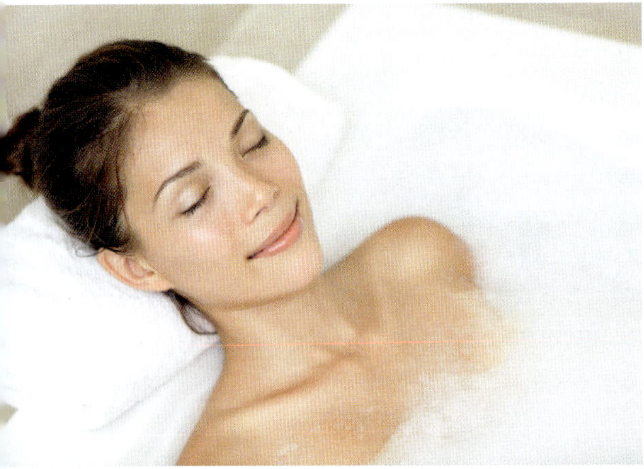

- *Baden*
  Legen Sie sich regelmäßig in die Badewanne, und genießen Sie es. Badezusätze sind hierbei besonders angenehm und verstärken die Wirkung des warmen Wassers. Probieren Sie auch einmal das »Kleopatra-Bad«: Geben Sie dafür einen oder mehrere Esslöffel Olivenöl in ein halbes Glas Milch und lassen Sie alles unter dem Wasserstrahl ins warme Badewasser laufen.

- *Duschen*
  Auch ein ausgedehntes Duschbad kann nach einem anstrengenden Tag ein guter Einstieg in den Feierabend sein. Tipp: Stellen Sie einen kleinen Hocker (mit Gummifüßen!) in die Dusche, und lassen Sie

das warme Wasser lange über den Rücken strömen – ein wahrer Genuss für verspannte Muskeln.

- *Kneippsche Anwendungen*
  Sie sind eine weitere Ergänzung. Wenn es hierbei zu Hause auch Grenzen gibt, sollten Sie aber Folgendes beherzigen: Nach jeder warmen Anwendung folgt eine kalte! Duschen Sie erst lange warm und anschließend kurz eiskalt. Am besten geht das, wenn Sie mit dem kalten Wasser an Armen und Beinen beginnen. Zum Schluss sind dann Körper und Gesicht an der Reihe. Das bringt den Kreislauf in Schwung!

- *Whirlpool*
  Vermutlich besitzen Sie keinen Whirlpool, doch sollten Sie diese Art der Wärmeanwendung einmal ausprobieren, wenn sich Ihnen die Gelegenheit dazu bietet.

- *Thermalbad*
  Mit Bewegungsübungen im Thermalwasser kombinieren Sie gleich mehrere positive Effekte: Schwerelosigkeit im Wasser, Muskelentspannung durch Wärme und einen Trainingseffekt durch Bewegung. Ein Besuch im Thermalbad gehört daher zum Besten, was Sie für sich tun können. Wenn Sie nicht in der Nähe eines Badeorts wohnen, erkundigen Sie sich nach Warmbadetagen in einem öffentlichen Schwimmbad.

Mit Wärmeanwendungen machen Sie selten etwas falsch. Es gibt nur wenige Ausnahmen: Bei akuten Entzündungen, bei ausgeprägten Venenproblemen oder bei Lymphödemen ist Wärme ungünstig. Aber das werden Sie schnell selbst feststellen: Sie haben hinterher größere Beschwerden.

In die Sauna – aber richtig

- *Selbstverständlich ist auch die Sauna oder das Dampfbad eine hervorragende Maßnahme zur Muskelentspannung. Vor allem gilt das, wenn Sie dabei noch nette Gesellschaft haben. Es sollte Ihnen Spaß machen!*
- *Beachten Sie aber: Gehen Sie nicht zu lange in die Sauna, denn Sie sollten sich danach nicht allzu erschöpft fühlen. Für die meisten Menschen reicht ein Saunagang von 10 bis 15 Minuten völlig aus. Wenn Sie es einrichten können, gehen Sie lieber öfter in kürzeren Zeitabschnitten.*
- *Außerdem ist es für den Kreislauf günstig, wenn Sie sich unmittelbar nach dem Verlassen der Sauna abkühlen (kalte Dusche, Tauchbecken). So werden die Hautgefäße maximal trainiert.*

Auch Kälte kann heilen

Die meisten Fibromyalgiekranken neigen zum Frieren und Frösteln. Daher lieben sie die Wärme und fürchten die Kälte. Besonders Frauen ziehen sich gerne warm an, drehen die Heizung auf und vermeiden Zugluft und Kälte. Kurzfristig ist das äußerst wirksam, doch diese Form der »Therapie« hat unerwünschte Nebenwirkungen.

Unser Körper verfügt durchaus über die Fähigkeit, sich auf unfreundliche Außentemperaturen einzustellen. Die Blutgefäße der Haut ziehen sich zusammen, Arme und

Beine werden weniger durchblutet, und die Muskeln produzieren mehr Wärme. Menschen, die sich häufig kalter Witterung aussetzen, sind in der Lage, diese Umstellung in kürzester Zeit zu vollbringen und spüren die niedrigen Temperaturen kaum. Wer jedoch seine Wärme-Kälte-Regulation schont, kämpft schon bei jedem kühlen Lüftchen mit der Auskühlung. Kurz: Je mehr Sie die Kälte meiden, desto mehr sind Sie zum Frieren verurteilt!

Daher sollten Sie in ähnlicher Weise mit Kälte trainieren, wie Sie Ihre Muskeln aufbauen. Die Kälte ist kein Gegner, sondern eine Herausforderung, die Sie weiterbringt.

Tipps zur Selbsthilfe

- Beginnen Sie den Tag mit Wechselduschen. Am Anfang richtig heiß, dann so kalt wie möglich. Brausen Sie vor allem die unangenehmen Stellen, also Bauch, Rücken und Gesicht, mit kaltem Wasser ab. Wundern Sie sich nicht, wenn Sie einige Wochen brauchen, bis Sie das so richtig gut und erfrischend finden. Doch eine Wirkung werden Sie vor allem in der kalten Jahreszeit unmittelbar spüren. Nach dem Kaltwasserschock sind die Hautgefäße eng und geben weniger Wärme an die Umgebung ab. So wird es Ihnen nach der kalten Dusche automatisch wärmer sein.
- Diese Erkenntnisse sind keineswegs neu. Letztlich können Sie alle Anwendungen übernehmen, die schon Pfarrer Kneipp empfohlen hat: Wassertreten, Güsse, Wickel, Tautreten usw. In einer klirrend kalten Nacht einmal leicht bekleidet nach draußen zu gehen wird jetzt zur willkommenen Trainingseinheit.

Die Ganzkörperkältetherapie

Extreme Trainingsbedingungen bietet eine Kältekammer, die auf –60 bis –110 °C gekühlt ist. In dieser Kammer halten sich die Patienten in Badebekleidung für zwei bis fünf Minuten auf. Das hört sich schlimmer an, als es wirklich ist. Bei den subarktischen Temperaturen enthält die Luft keine Feuchtigkeit mehr. Diese Art der Kälte wird als angenehm und erfrischend empfunden. Die meisten Patienten spüren bereits nach dem ersten Gang in die Kältekammer eine Erleichterung der Schmerzen. Manche berichten, sie fühlten sich »wie im siebten Himmel«. Die erste Schmerzreduktion klingt nach einigen Stunden ab, und die Zeit bis dahin wird gern für sanfte Krankengymnastik oder Dehnübungen genutzt, die für viele Patienten jetzt schmerzfrei durchführbar sind. Langfristig, d. h. nach einer Serie von Anwendungen, kommt es bei der Mehrheit der Betroffenen zu einer erheblichen Verbesserung der Symptomatik.

So wirkt die Kälte

Akupunktur kann für viele Patienten eine wirksame Schmerztherapie sein. Offenbar greift diese fernöstliche Heilmethode effektiv in die vegetative Regulation des Körpers ein.

Die Wirkweise der Kältekammer beruht auf dem plötzlichen Temperatursprung von über 100 °C. Dabei kommt es zur reflektorischen Entspannung der Muskulatur, Herabsetzung der Nervenleitgeschwindigkeit (Schmerzentlastung), Freisetzung von Botenstoffen (z. B. Serotonin) und einer allgemeinen Umstellreaktion des Körpers mit günstigem Einfluss auf das Immunsystem. Gleichzeitig wird der Körper veranlasst, massiv gegen die Kälte zu regulieren. Diese Therapie ist in einer Reihe von Rheumakliniken im Rahmen eines Heilverfahrens und in einigen Städten ambulant durchführbar. In Großstädten finden sich zudem immer häufiger spezielle Kryotherapie-Studios, die die Anwendung anbieten.

Wir führen die Kältetherapie in der Regel mit einer Modifikation durch. Erst begeben sich unsere Patienten in eine Wärmekammer, dann unmittelbar in die Eiseskälte. Mit dem Temperatursprung von +80 auf –80 °C wird die Anforderung an die Regulation noch verstärkt.

Die Kältekammer wird in den Leitlinien nicht empfohlen, vor allem, da es derzeit an umfangreichen Studien fehlt. Dennoch möchte ich auf diese Therapie nicht mehr verzichten. Unsere Patienten haben in aller Regel einige Bedenken, bevor sie sich in die Kälte wagen. Doch nach zwei Wochen Anwendungen steht diese Therapie ganz oben auf der Liste der wirksamen Verfahren.

Massagen

Auch Massagen können einen positiven Beitrag zur Therapie leisten. Klassische Massagen (vor allem im Wirbelsäulenbereich), Unterwassermassagen oder passive Bewegungsübungen sind für viele eine Wohltat. Nutzen Sie das Verfahren, sofern die Möglichkeit dazu besteht. Besonders die Massage der Wirbelsäule hat sich als äußerst effektiv erwiesen. Wenn Sie keine Möglichkeit zur Massage haben, bitten Sie Familienangehörige oder Freunde um Hilfe. Eine leichte Streichmassage kann nach einem langen Tag eine gute Möglichkeit der Entspannung sein. Eines gilt es zu beachten: Ist das Gewebe sehr verhärtet, sollte die Massage sehr vorsichtig erfolgen, sonst haben Sie hinterher verstärkt Schmerzen. Stellen Sie die Massagen noch etwas zurück, oder bitten Sie den Masseur, sanfter zu verfahren.

Info

Auch Massagen werden in der aktuellen Leitlinie nicht empfohlen. Dennoch halte ich sie für überaus sinnvoll. Bei Fibromyalgie werden Signale aus der Muskulatur als bedrohlich verarbeitet und daher mit einer Vorrangschaltung ins Gehirn weitergeleitet. Das normale Ausblenden der Muskelreize wird verhindert. Wird dagegen eine Region als genussreich und wohltuend wahrgenommen, kann sich das Zentralnervensystem erlauben, diese Impulse zunehmend zu ignorieren. Wenn Sie also bei einer wunderbaren Massage leicht vor sich hin dösen und alles vergessen, ist das perfekt. Ideal ist es, wenn Sie sich bei ausgeprägten Schmerzen über eine kurze Zeit möglichst häufig (sogar täglich) massieren lassen.

4. SCHRITT – FITNESS SCHAFFEN

Tipp

Die Schmerzschwelle der Muskulatur ist bei einem FMS oft sehr stark herabgesetzt.

Es kommt bereits bei minimalen Belastungen, beispielsweise beim Treppensteigen, zu muskelkaterähnlichen Empfindungen. Haben Sie Geduld mit sich, und machen Sie eventuell einen oder zwei Tage Pause – aber bleiben Sie am Ball! Unterforderung ist genauso gefährlich wie Überforderung.

Fast allen Fibromyalgiepatienten tut Ruhe gut. Anstrengung und Anspannung verschlechtern die Symptomatik. Dementsprechend versuchen die meisten Kranken, sich zu schonen. Doch: »Wer rastet, der rostet.« Zu viel Schonung führt zu Muskelabbau und einer Überbeanspruchung der verbliebenen Muskelgruppen. Schonung ist also ein gefährliches, vielleicht sogar das gefährlichste »Therapieverfahren«: Sehr leicht kann man sich damit »krank schonen«. In den letzten Jahrzehnten wurde in vielen wissenschaftlichen Untersuchungen deutlich, dass durch Bewegung nachhaltige Fortschritte zu erzielen sind. Alle Entspannungsverfahren müssen daher von einem konsequenten Aufbautraining begleitet werden, sonst nimmt die Krankheit weiter ihren Lauf. So einleuchtend das sein mag, so schwer ist es, dies im Alltag umzusetzen. Wenn jede Bewegung mühsam ist, ist der Gedanke an schweißtreibenden Sport nicht sehr verlockend.

Konditionstraining im Alltag

- Vor allem sollten Sie sich Zeit lassen. Sie müssen nicht in kurzer Zeit zur Höchstform gelangen. Übertriebene und gewaltsame Versuche führen zu Enttäuschungen und steigern die Verspannungen. Denken Sie daran, dass auch Bodybuilder mit Schmerzen zu kämpfen haben, wenn sie Muskeln aufbauen. Verstärkte Beschwerden nach Bewegung sind an sich kein krankhaftes Zeichen. Bei Fibromyalgie werden sie nur viel stärker wahrgenommen. Dauerhaften Erfolg erreichen Sie nur, wenn Sie Ihre Leistungsfähigkeit langsam, sanft und kontinuierlich steigern. Außerdem muss Bewegung Spaß machen, sonst werden Sie dies nicht regelmäßig tun.

Gehen – die natürlichste Sportart

- Wenn Sie bisher noch untrainiert sind, ist zügiges Gehen (»Walking«) eine ausgezeichnete Sportart für Sie. Suchen Sie sich eine beliebige Trainingsstrecke aus – egal ob im Park, im Wald oder auf der Straße vor Ihrem Haus. Gehen Sie einige Minuten lang mit raschen, zügigen Schritten. Die Dauer hängt von Ihrer Leistungsfähigkeit ab. Möglicherweise sind Sie bereits nach ein oder zwei Minuten erschöpft. Dann lassen Sie es damit genügen. Wiederholen Sie aber diese Übung jeden Tag, und steigern Sie nach und nach die Dauer des Trainings. Legen Sie z. B. jeden zweiten oder dritten Tag eine Minute zu. Wichtig ist, dass Sie dies regelmäßig tun.
- Innerhalb von wenigen Wochen werden Sie eine Zunahme Ihrer Leistungsfähigkeit spüren. Dies geht erstaunlich schnell. Steigern Sie die Dauer, bis Sie jeden Tag 30 bis 60 Minuten gehen können. Ideal ist die Übung frühmorgens.
- Die nächste Belastungssteigerung besteht darin, die Geschwindigkeiten zu wechseln. Sie können damit in kleinen Stufen beginnen. Beschleunigen Sie Ihr Gehtempo auf das maximal Mögliche, halten Sie dies eine Weile, dann drosseln Sie das Tempo wieder. Das Wechselspiel kann als einfaches Intervalltraining beliebig oft wiederholt werden.

Info

Für viele Betroffene hat sich Walking als optimale Bewegungsform erwiesen. Für den Anfang empfiehlt sich ein Kurs, der von vielen Volkshochschulen oder auch der Rheuma-Liga angeboten wird.

Besorgen Sie sich gute Schuhe und Regenkleidung. Auch bei schlechtem Wetter kann der flotte Spaziergang Spaß machen. Die frische Luft und ein paar Regenspritzer im Gesicht machen Sie richtig munter! So trainieren Sie die Muskeln und härten sich gleichzeitig gegen Kälte ab.

Gehtraining im Alltag

- Verzichten Sie öfter auf Auto oder Bus, steigen Sie eine Haltestelle früher aus, oder benutzen Sie ein entfernteres Parkhaus. Nutzen Sie auf dem Nachhauseweg die Zeit zu Fuß, um inneren Abstand von Ihrer Arbeit zu gewinnen. Gehen Sie dabei bewusster. Schreiten Sie weiter aus. Versuchen Sie, einen regelmäßigen Rhythmus zu finden. Sie werden feststellen, dass bewusstes Gehen zu Erholung und innerer Ruhe beiträgt.
- Verzichten Sie auf den Aufzug, oder steigen Sie ein Stockwerk früher aus! Treppensteigen ist das beste Konditionstraining. Wenn Ihr körperlicher Zustand besser ist, versuchen Sie es einmal mit mehr Schwung. Falls Ihnen das noch zu leicht fällt, nehmen Sie zwei Stufen auf einmal, oder stoppen Sie die Zeit, die Sie benötigen. Die Möglichkeiten sind vielfältig. Für die Waden ist es z. B. ausgezeichnet, nur auf Zehenspitzen die Treppen zu steigen.

Beispiel für die Berechnung des Trainingspulses: Wenn Sie 40 Jahre alt sind, dann ist der Maximalpuls 180 Schläge pro Minute. Der untere Trainingspuls beträgt 108 Schläge pro Minute (180 mal 0,6), der obere Wert 144 Schläge pro Minute (180 mal 0,8).

Belastung – nicht zu viel, nicht zu wenig

- *Mit der Zeit werden Sie sich größere Belastungen zutrauen. Das richtige Maß ist leicht zu bestimmen: Sie müssen dazu nur den Puls messen und ein wenig rechnen:*
- *220 minus Ihr Lebensalter ist der maximale Puls, der Ihrem Alter zuträglich ist. Den besten Trainingseffekt haben Sie, wenn sich während des Trainings Ihr Puls zwischen 60 und 80 Prozent dieses Maximalwerts bewegt.*

- *In diesem empfohlenen Trainingsbereich ist die Sauerstoffversorgung der Muskulatur ausgezeichnet (»aerobes Training«).*
- *Ist die Belastung höher, gehen Sie eine »Sauerstoffschuld« ein und werden Muskelkater bekommen (»anaerobes« Training). Unterhalb von 60 Prozent Ihres Maximalpulses sind Sie nicht ausreichend gefordert.*

Training im Stehen

Bereits beim Stehen können Sie etwas für sich tun. Üblicherweise stehen die meisten Menschen unbeweglich mit dem ganzen Fuß gleichmäßig auf dem Boden. Das hat eine Reihe von Nachteilen. Der größte ist die fehlende Muskelpumpe der Wadenmuskeln. Wenn sich die Muskeln des Unterschenkels zusammenziehen, wird mithilfe eines Ventilsystems der Venen das Blut aus den Beinen herausgepumpt. So wird ein Anschwellen der Füße bei aufrechter Körperhaltung verhindert. Auch der Entwicklung von Krampfadern wird so entgegengewirkt. Vermeiden Sie also unbewegliches Ausharren, wenn Sie irgendwo warten müssen. Stellen Sie sich immer wieder auf die Zehenspitzen, wobei Sie kleine Wippbewegungen ausführen. So wird nicht nur die Zeit kürzer, Sie fördern damit auch die Blutzirkulation und kräftigen Ihre Wadenmuskeln. Besonders wichtig ist das, falls Sie bereits Venenprobleme haben sollten.

Wir konnten in Zusammenarbeit mit der Rheuma-Liga Baden-Württemberg ein umfangreiches und kostenloses Dehn- und Gymnastikprogramm für Betroffene entwickeln, das Sie sich individuell online zusammenstellen können. Es reicht von sehr leichten bis zu sehr herausfordernden Übungen. Zu finden ist es bei den Online-Apps auf www.weiss.de unter dem Menüpunkt Publikationen.

Radeln und Schwimmen – unschlagbar

Wenn Ihre Leistungsfähigkeit besser ist, dann sollten Sie an weitere Sportarten denken. Zwei besonders geeignete:

Tipp

Sogar im Sitzen können Sie etwas für die Muskulatur tun. Lehnen Sie sich einfach nicht an, sondern richten Sie den Oberkörper auf. So strafft sich der Körper, und der Rücken wird entlastet. Wenn Sie noch mehr für sich tun wollen, können Sie sich einen großen Gymnastikball (Pezziball) zulegen und ihn als Sitzgelegenheit verwenden.

Fahrradfahren und Schwimmen. Beides sind hervorragende Wege, das körperliche Wohlbefinden zu steigern. Fahrradfahren kann man fast überall. Es macht Spaß, man benötigt keine große Vorbereitung und trainiert das Herz-Kreislauf-System, ohne die Gelenke zu belasten.

Das Schwimmen bietet noch weitere Vorteile: Durch die reduzierte Schwerkraft im Wasser werden die Gelenke vollständig entlastet, sodass die Beweglichkeit auf angenehme, mühelose Weise zunimmt. Wenn Sie gern schwimmen, sollten Sie sich dieses Vergnügen regelmäßig gönnen.

Muskelkater gehört dazu

Nach regelmäßiger Bewegung werden Sie Folgendes feststellen: Zu Beginn geht es Ihnen möglicherweise schlechter. Schließen Sie in diesem Fall an die Bewegung eine Ruhe- und Entspannungsphase an. Belohnen Sie sich z. B. mit einem heißen Bad. Diese erste Verschlechterung – eventuell verbunden mit Muskelkater – geht jedoch vorüber. Machen Sie dann für einen oder zwei Tage Pause! Schon nach wenigen Wochen werden Sie einen Zuwachs an Fitness feststellen. Sie fühlen sich insgesamt wohler, straffer, weniger müde, selbstbewusster, und Sie schlafen besser.

Aufwärmtraining

Mit Wandern oder Schwimmen können Sie einfach loslegen. Bei den meisten anderen Sportarten ist es sinnvoll, sich vor dem Training gut aufzuwärmen. Die einfachste Möglichkeit ist das rasche Gehen oder Laufen auf der Stelle. Zwei oder drei Minuten können bereits genügen. Sie sollten fühlen, wie es Ihnen warm wird.

Dehnübungen

Nach dem Aufwärmen sollten ein paar Dehnübungen folgen. Es gibt viele empfehlenswerte Übungsprogramme und Anleitungen. Die vier folgenden Übungen sollen Ihnen als Anregung dienen. Wichtig ist, dass Sie keine abrupten Bewegungen machen. Alles sollte leicht und ohne Schmerzen vor sich gehen.

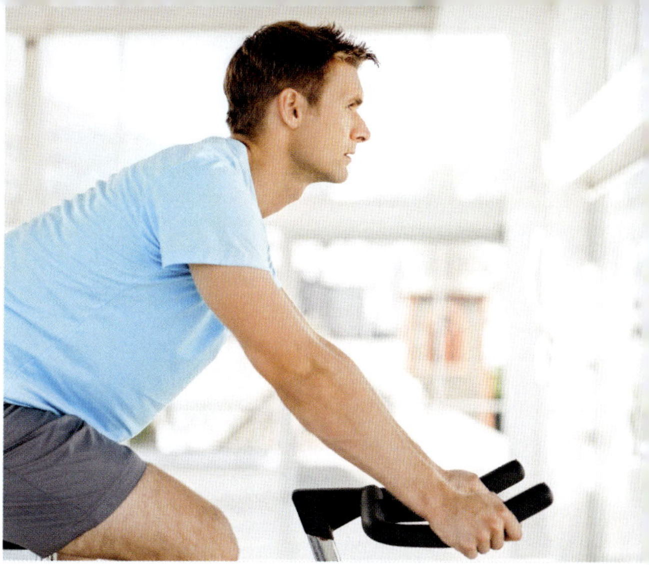

Mit dem Hometrainer kann man auch bei schlechtem Wetter seine Trainingskilometer zurücklegen. Öffnen Sie am besten während des Radelns das Fenster, damit Sie genug Frischluft bekommen.

- *Übung 1*
  Neigen Sie den Kopf langsam in alle Richtungen, d. h. nach vorn, zur Seite und zurück. Wenn es Ihnen keine Beschwerden bereitet, können Sie ganz leicht mit der Hand mitziehen, ohne die andere Schulter anzuheben. Achtung: Kopfkreisen ist verboten – es strapaziert die Nackenwirbel zu sehr!

Nach Übung 1 richten Sie sich auf, drücken die Brust heraus, nehmen die Schultern zurück und neigen den Kopf so weit nach vorn, dass sich ein Doppelkinn bildet. Halten Sie die Spannung zehn Sekunden lang.

- *Übung 2*
  Nun dehnen Sie die Schulter- und Armmuskeln. Halten Sie sich in Schulterhöhe an einem Schrank oder Türrahmen fest. Drehen Sie nun den geraden Oberkörper ganz langsam, ohne loszulassen, so weit zur Seite, dass Ihr Arm weit nach hinten gezogen wird. Anschließend den anderen Arm dehnen.

- *Übung 3*
  Legen Sie sich auf eine Matte oder Decke. Unterhalb der Schulterblätter legen Sie ein kleines zusammengerolltes Handtuch. Lassen Sie die Arme weit hinter sich fallen. Auf diese Weise wird die Brust ganz weit. Entfernen Sie nun die Handtuchrolle. Aus der Rü-

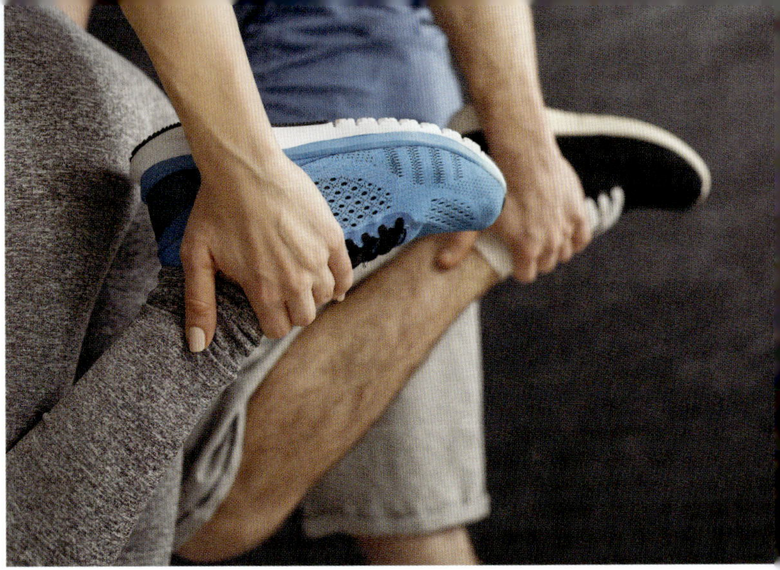

➲ *Achten Sie bei Übung 4 unbedingt auf eine aufrechte Körperhaltung.*

ckenlage ziehen Sie jetzt die Beine fest an und umfassen sie mit den Armen.

- *Übung 4*
  Als Letztes dehnen Sie die Oberschenkel. Stehen Sie aufrecht, und beugen Sie das Knie so weit, bis die Ferse den Po erreicht. Nehmen Sie auch hier die Hand zu Hilfe, und ziehen Sie sanft nach. Dann die Seite wechseln.

Info

Dehnübungen sind für Fibromyalgiepatienten besonders wichtig, da die gereizte Muskulatur meist verkürzt ist. Wenn man die strapazierten Muskeln mit Gewalt aufbauen will, verkürzen sie sich weiter und bereiten noch mehr Schmerzen.

Krafttraining

Gerade wenn Sie lange keinen Sport getrieben haben, kann Krafttraining sehr sinnvoll sein, um einzelne Muskelgruppen aufzubauen. Dazu braucht es kein Fitnessstudio mit großen Geräten; es geht auch wesentlich einfacher.

Ein äußerst praktisches und preiswertes Trainingsgerät sind elastische Gummibänder, die es in verschiedenen Stärken in Sport- und Sanitärgeschäften, meist als Theraband oder Flexaband, zu kaufen gibt. Diese dehnen sich gleichförmig und bieten der Muskulatur einen sanften Widerstand. Übungen für die Wirbelsäule und die Arme sind hier besonders empfehlenswert.

Auch die Bauchmuskeln stärken

Eine besonders effektive Übung dient der Kräftigung der Bauchmuskeln. Diese Muskelgruppe ist für die aufrechte Haltung von überragender Bedeutung. Mit einer Kräftigung der Bauchmuskulatur entlasten Sie auch die Wirbelsäule.

- *Übung 5*
  Legen Sie sich auf eine bequeme Unterlage, z. B. eine Decke. Drücken Sie den Rücken (vor allem die Lendenwirbelsäule) fest auf den Boden – kein Hohlkreuz machen! Danach richten Sie sich sehr langsam mit dem Oberkörper auf. Dies ist nur eine kleine Bewegung, Sie brauchen mit dem Kopf nicht allzu hoch zu kommen. Als Variante können Sie die Beine angewinkelt auf dem Boden stehen lassen. Halten Sie die Position für einige Sekunden, gehen Sie dann langsam wieder zurück in die Liegeposition. Es ist dabei günstig, nicht völlig zu entspannen, sondern es ist besser, den Oberkörper sofort wieder langsam aufzurichten. Die Übung zehnmal wiederholen.

- *Übung 6*
  Auch die schräge Bauchmuskulatur soll trainiert werden. Richten Sie sich aus der Rückenlage (wie bei Übung 5) langsam auf, und zielen Sie mit dem linken Ellbogen auf das rechte Knie und umgekehrt. Bei beiden Übungen den Rücken fest auf dem Boden lassen.

Sie sollten bei jeder Übung mit dem Kopf dabei sein, d. h. die Bewegungen gezielt und immer mit einer gewissen Kraftanstrengung ausführen.

Für die Rheumaliga Baden-Württemberg habe ich mit einem Team von Physiotherapeuten ein kostenloses Gymnastik-Online-Programm entwickelt. Sie finden es unter: bewegung.rheuma-liga-bw.de

5. SCHRITT – GESUNDEN SCHLAF FÖRDERN

> **Tipp**
>
> *Bleiben Sie entspannt! Eine Nacht ohne Schlaf ist zwar unangenehm, aber keine Katastrophe. Sicherlich werden Sie müde sein, aber Ihre Stimmung wird durch den Schlafmangel möglicherweise sogar noch verbessert – ein Phänomen, das man oft in der Schlafforschung beobachtet hat.*

Ein gestörter Schlaf ist eines der typischen Symptome der Fibromyalgie, kaum ein Patient bleibt verschont. Aus meiner Sicht ist das nicht unbedingt eine »Störung«. In vergangenen Jahrtausenden war es ein zweifelhaftes Vergnügen, nachts entspannt durchzuschlafen. Unsere Vorfahren bezahlten das gelegentlich mit ihrem Leben. Sensible Menschen aktivieren diesen »Habachtmechanismus« noch heute bei Stress, der uns nachts »eigentlich« schützen soll.

Doch leichter Schlaf ist nicht nur lästig, ja quälend, er führt auch zur Verstärkung der Schmerzen. So kommt es leicht zu einem Teufelskreis: Unruhiger Schlaf bedingt Schmerzen, die wiederum machen den Schlummer nicht besser.

Falls Sie in einer solchen Situation mit der Einnahme von entsprechenden Medikamenten liebäugeln: Schlaftabletten sind ein äußerst zweischneidiges Schwert! So segensreich sie bei kurzem Gebrauch sein mögen, man gewöhnt sich doch sehr leicht an die Ein- und Durchschlafhilfe. Dann geht es bald nicht mehr ohne. Noch schlimmer: Viele Schlaftabletten unterdrücken die erholsamen Phasen des Schlafs, sodass Sie zwar geschlafen haben, sich aber dennoch am nächsten Morgen nicht erfrischt fühlen.

Erzwingen lässt sich nichts

Zunächst einmal sollten Sie keine übertriebenen Erwartungen an sich und Ihren Schlaf haben: Sie können ihn nicht erzwingen! Wenn Sie im Bett liegen und denken, Sie müssen sofort auf der Stelle einschlafen, weil Sie sonst am nächsten Tag unausgeschlafen sind, haben Sie gute Chancen, genau das nicht zu erreichen. Je mehr Sie sich unter Druck setzen, desto schlechter wird es gelingen. Außerdem ist das Schlafbedürfnis individuell sehr unterschiedlich. Die meisten Menschen kommen mit sechs bis sieben Stunden aus. Ältere Menschen benötigen oft wesentlich weniger.

Kurze Siesta

Eine ein- oder mehrstündige Siesta verkürzt den Nachtschlaf. Gegen ein kurzes Schläfchen (»Power Napping«) ist dagegen nichts einzuwenden, allerdings nicht länger als eine Viertelstunde. Wichtig ist, die übliche Schlafenszeit einzuhalten, selbst wenn die Nacht zuvor quälend war. Wer mit den Hühnern zu Bett geht, wacht oft vermutlich beim ersten Hahnenschrei wieder auf.

Wieder aufstehen

Legen Sie sich nur zum Schlafen ins Bett. Lesen, essen, arbeiten und fernsehen sollten Sie dort nicht. Wälzen Sie sich auch nicht stundenlang im Bett, wenn Sie keinen Schlaf finden. Es hilft nicht, sondern trägt nur dazu bei, dass Sie zum Schluss Angst vor dem Bett bekommen. Liegen Sie öfter lange schlaflos im Bett, verbinden Sie zwangsläufig unangenehme Gefühle mit der Ruhestätte. Wenn Sie innerhalb einer vernünftigen Zeit (etwa 20 Minuten) nicht einschlafen können, stehen Sie wieder auf!

Tipp

Entspannungsübungen können auch nachts erfolgreich eingesetzt werden. Probieren Sie das auf Seite 38 beschriebene Verfahren der Muskelrelaxation oder ein anderes, das Ihnen geläufig ist, wenn Sie nachts aufwachen und nicht wieder einschlafen können. Eine kleine Audio-Anleitung zum Einschlafen finden Sie auf www.weiss.de unter dem Menüpunkt Publikationen.

Richtig zur Ruhe finden

- Einschlafprobleme am Abend hängen natürlich auch damit zusammen, wie Sie Ihren Tag verbracht haben.

Nichts fördert die Nachtruhe so wie körperliche Betätigung am Tag. Mit täglichem Sport haben Sie also gleich einen mehrfachen Vorteil. Auch Sauna oder warme Bäder haben eine förderliche Wirkung.

- Hilfreich für einen entspannten Schlummer sind kleine Rituale am Abend: Eine Tasse heißer Kräutertee (z. B. Hopfen, Melisse oder Baldrian), verbunden mit einer angenehmen, nicht zu aufregenden Lektüre, kann helfen, Abstand vom Tag zu finden. So wird eine Überleitung in die Ruhephase geschaffen. Umgekehrt tragen aufregende TV-Filme sowie lange Arbeit am PC oder Handy nicht gerade zu sorgloser Bettruhe bei.
- Nachts um drei Uhr ist die beste Zeit, um erfolgreich zu grübeln. Zu keinem Moment des Tages erscheinen die Schwierigkeiten größer und unlösbarer. Gleichzeitig sind Sie dabei kaum in der Lage, eingebildete oder reale Probleme tatsächlich zu lösen. Ersparen Sie sich daher dieses sinnlose Brüten. Denken Sie bewusst an Angenehmes oder Nebensächliches, das Sie emotional nicht in Anspruch nimmt. Wenn es nicht gelingt, stehen Sie auf.

Essen, trinken, schlafen

- *Schweres Essen vor dem Zubettgehen ist schlecht für den Schlaf. Halten Sie zwischen Abendessen und Zubettgehen einige Stunden Abstand. Wie lange, hängt von der Art Ihrer letzten Mahlzeit ab. Drei Stunden ist die Faustregel. Ansonsten ist Ihr Körper mit der Verdauung beschäftigt, wenn er entspannen soll, und speichert Brennstoff, den er nachts nicht braucht. Komplexe Kohlenhydrate, z. B. Vollkornprodukte oder*

Kartoffeln, fördern die Serotoninfreisetzung. Danach schläft es sich ruhiger als nach Wurst oder Fleisch.

- *Ein beliebtes Schlafmittel ist der Alkohol. Ein Schlummertrunk fördert tatsächlich das Einschlafen. Aber Alkohol verhindert tiefen, erholsamen Schlaf, denn er hat eine zweiphasige Wirkung: In niedriger Konzentration wirkt er anregend, erst in höherer Dosierung beruhigend. Weniger bekannt ist, dass die gleichen Phasen auch beim Alkoholabbau auftreten. Sinkt der Alkoholspiegel im Lauf der Nacht, kommen Sie erneut in das muntere Stadium. Am frühen Morgen liegen Sie dann wach und wundern sich, warum Sie nicht wieder einschlafen können.*

- *Wenn Sie leicht aufwachen, kann es auch am Partner liegen. Lautes Schnarchen ist eine Belastung, unter der vor allem die Zuhörer leiden müssen. Zögern Sie in einem solchen Fall nicht, in einem anderen Raum zu schlafen – das hat nichts mit mangelnder Liebe oder Zuneigung zu tun.*

- *Wenn all diese Ratschläge nicht helfen, kann man die Einnahme pflanzlicher Wirkstoffe erwägen. Vor allem Baldrian, Hopfen, Melisse und Passionsblume sind seit Jahrhunderten bewährt. Sie erzwingen den Schlaf nicht wie ein synthetisches Schlafmittel, sondern erhöhen die Bereitschaft, in den erholsamen Schlummer zu sinken. Allerdings ist dabei eines zu beachten: Viele der angebotenen Präparate werden deutlich zu niedrig dosiert bzw. die empfohlene Dosierung ist nicht ausreichend. Beim altbekannten Baldrian sollten Sie etwa zwei bis drei Gramm einnehmen, um eine sichere Wirkung zu erzielen.*

Zigaretten sind nicht nur ungesund, sie stören auch den Schlaf. Wenn Sie also schon immer vorhatten, mit dem Rauchen aufzuhören, dann dürfen Sie sich noch über einen zusätzlichen Vorteil freuen.

Manchmal kann es sinnvoll sein, die Schlafzeit zu begrenzen. Gehen Sie spät ins Bett, und stellen Sie den Wecker zeitig. So paradox es auch klingen mag, dadurch schläft man oft besser.

Wenn's gar nicht anders geht ...

Manchmal helfen die genannten Maßnahmen nicht ausreichend. Dann – und nur dann – können Sie an Medikamente denken. An erster Stelle wäre Amitriptylin zu erwähnen, das eigentlich zur Gruppe der Antidepressiva zählt (siehe S. 65). Doch in sehr niedriger Dosis wirkt es auch schlaffördernd. Besprechen Sie mit Ihrem Arzt, ob eine Einnahme in Ihrem Fall sinnvoll ist. Falls er dies befürwortet, beginnen Sie am ersten Abend mit einem Tropfen etwa eine Stunde vor dem Schlafengehen. Steigern Sie ggf. die Dosis täglich um einen Tropfen, bis Sie (einigermaßen) gut schlafen. Meist sind drei bis fünf Tropfen ausreichend.

Beruhigungsmittel (Typ Valium) oder sogenannte Z-Drugs (Zolpidem, Zopiclon und Zaleplon) wirken zwar gut, führen aber sehr schnell zu einer Gewöhnung und später Abhängigkeit. Sie sind – wenn überhaupt – nur in absoluten Ausnahmefällen sinnvoll.

Tipp

Ihr Schlafzimmer sollte Ihren Schlummer wirklich fördern. Ausreichend frische Luft, nicht zu hohe Temperatur und eine rückenfreundliche (nicht zu harte) Matratze sind gute Voraussetzungen. Falls Ihr Schlafzimmer an einer lauten Straße liegt, überlegen Sie, ob nicht ein anderes Zimmer besser zum Schlafen geeignet ist.

6. SCHRITT – GESUNDE ERNÄHRUNG

Die meisten Fibromyalgiekranken leiden an Beschwerden im Magen-Darm-Trakt, die einer Reizdarmsymptomatik entsprechen. Übelkeit, saures Aufstoßen, Völlegefühle, starkes Rumoren im Bauch, Blähungen, stechende oder krampfartige Schmerzen, Durchfall und Verstopfung sind die häufigsten Beschwerden.

Im Prinzip einfach …

Im Prinzip sollten Sie einfach reichlich Gemüse, Salate und Vollkornprodukte zu sich nehmen und gleichzeitig Fleisch, Fettes und Süßes reduzieren. Wenn Sie sich auf die Weise ernähren, wie sie im Kasten auf Seite 60 f. beschrieben ist, sollten Sie Ihrem Magen-Darm-Trakt »eigentlich« einen Gefallen tun und das Risiko von schweren Krankheiten, von Herzinfarkt bis hin zu vielen Krebsarten, vermindern. Leider gibt es bei der naturgemäßen Essensweise ein Problem: Sie funktioniert für viele nicht! Ausgerechnet das Gesunde wird oft schlecht vertragen. Grobes Vollkornbrot ist vielen Betroffenen ein Albtraum, während feines Weißbrot relativ wenige Beschwerden verursacht.

Die Erklärung ist einfach und ähnlich wie beim Bewegungsapparat. Bei geschwächter Muskulatur ist der Aufenthalt auf der Couch am angenehmsten, aber nicht ratsam. Ist der Magen-Darm-Trakt irritiert, verträgt er die naturnahen Lebensmittel schlecht, da sie einen größeren Anspruch an die Verdauung stellen. Verarbeitete Nahrung macht es dem Darm leichter, aber er kommt so zunehmend in die Position der Prinzessin auf der Erbse.

Info

Ein träger Darm wird durch Quell- und Ballaststoffe und durch reichliches Trinken von Wasser oder Tee angeregt. Probieren Sie mal die tägliche Einnahme von Leinsamen, in Joghurt verrührt oder mit Saft vermischt; er schmeckt nicht nur angenehm nussig, sondern enthält außerdem viele Mineralstoffe. Weitere Quellmittel sind: Weizen- und Haferkleie, Milchzucker und indischer Flohsamen.

Krank durch Meidung

In den Industrienationen hat sich die Ernährungsweise in weniger als einem Jahrhundert dramatisch verändert. Nahrungsmittel sind besser, sicherer und bekömmlicher geworden. Durch industrielle Verarbeitung wurde uns nicht nur bei

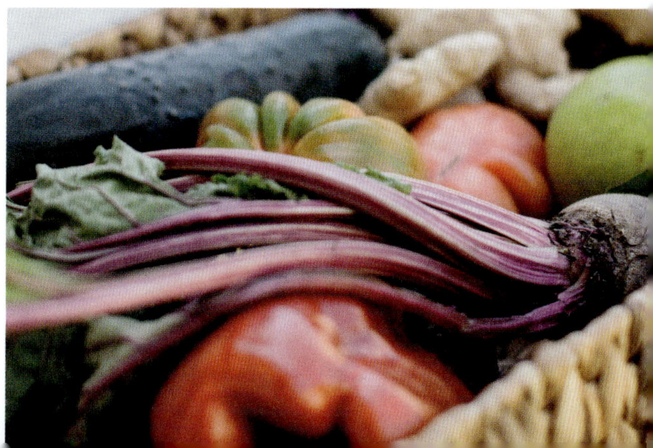

Viel frisches Obst und knackiges Gemüse sind für jeden gesund. Ihre Ernährungsumstellung wird daher auch Ihren Angehörigen guttun.

der Zubereitung Arbeit abgenommen, auch für den Körper wurde die Kalorienaufnahme erleichtert. Stellen Sie sich vor, wie aufwendig es wäre, eine ganze Zuckerrübe zu verdauen. Zucker wird dagegen schon von der Mundschleimhaut aufgenommen.

Doch solche Entlastung hat Folgen. Wenn wir die Verdauung nicht trainieren, verlieren wir unvermeidlich auch die Fähigkeit, herausfordernde Lebensmittel (grob, frisch, scharf, sauer) adäquat zu verdauen. Der Darm reagiert mimosenhaft auf an sich völlig normale und gesunde Nahrungsmittel.

Die scheinbar logische Konsequenz: Alle Nahrungsmittel meiden, die Beschwerden hervorrufen. Die Folge: Die Symptome werden auf Dauer nicht weniger, sondern mehr.

Fitnessprogramm für Magen und Darm

Mehr zum Thema »Ernährungsaufbau bei Fibromyalgie« und viele schmackhafte Rezeptideen finden Sie ab Seite 80.

Ähnlich wie die Muskultur an Sport gewöhnt werden muss, benötigt auch der Magen-Darm-Trakt ein Aufbautraining. Wer also das Gefühl hat, mit gesunder Kost verdauungsmäßig überfordert zu sein, benötigt eine aus Schon- und Trainingsphase bestehende Übergangszeit. Anfänglich sollte Vorsicht geboten sein, doch danach kann das Spektrum der Lebensmittel erweitert werden.

Regeln zur gesunden Ernährung

- *Der größte Teil der Nahrung (mindestens 70 Prozent) sollte pflanzlichen Ursprungs sein: Obst, Gemüse und Salate bilden zusammen mit Getreideprodukten und Kartoffeln die Basis der Ernährung. Auf diese Weise ist auch die Aufnahme vieler Ballaststoffe gewährleistet, die für die Verdauung so unersetzlich sind.*

- *Rohe, ungekochte Nahrung sollte nicht die Ausnahme, sondern ein fester Bestandteil der Ernährung sein. Nehmen Sie die Hälfte der Pflanzennahrung als Obst und Salat zu sich.*
- *Fleisch ist keine tägliche Nahrung; ein- bis zweimal pro Woche ist genug. Anstelle von Fleisch sind Milchprodukte oder Fisch hervorragende Eiweißspender.*
- *Der Fettanteil der Nahrung soll nicht höher als 20 bis 30 Prozent sein. Tierische Fette sollten so weit wie möglich gemieden und durch pflanzliche Fette wie Oliven- oder Nussöl ersetzt werden.*
- *Je mehr Nahrung im Naturzustand ist, d. h. nicht industriell vorgefertigt, desto günstiger ist dies für die Ernährung.*
- *Auf Zucker und zuckerhaltige Nahrungsmittel weitgehend verzichten. Achten Sie auf versteckten Zucker in Fertignahrungsmitteln! Faustregel: Verwenden Sie nur so viel Zucker wie Salz.*
- *Zwischen den Mahlzeiten müssen ausreichende Pausen liegen – etwa fünf Stunden. Längere Pausen schaden der Gesundheit nicht.*
- *Sauermilchprodukte sind der Vollmilch vorzuziehen.*
- *Wasser und Tee sind ideale Getränke. Auf Limonaden oder Säfte sollte man lieber verzichten.*

7. SCHRITT – RICHTIG ATMEN

> **Info**
>
> *Folgende Symptome sprechen für übermäßiges Atmen und eine chronische Hyperventilation: Schwindel, Benommenheit, Kopfdruck, Watte- oder Nebengefühle, sich »wie betrunken« fühlen, Herzrasen, Kurzatmigkeit beim Treppensteigen, Druck auf der Brust, Konzentrationsstörungen, Vergesslichkeit und Erschöpfung bei gleichzeitiger innerer Angespanntheit.*

Fibromyalgie – das bedeutet beständige innere Anspannung. Diese wirkt sich auch auf die Atmung aus. Betroffene atmen flacher, schneller und häufiger durch den Mund. In den letzten Jahren haben wir die Folgen dieser Atmung intensiv untersucht. Es zeigte sich, dass sie zu einer biochemischen Veränderung im Körper führt. Vor allem Kohlendioxid fällt auf einen zu niedrigen Wert. Diese Situation wird als »chronische Hyperventilation« bezeichnet. Im Gegensatz zur akuten Hyperventilation bemerken die Betroffenen selbst die Atemstörung in der Regel nicht.

Fünf Grundregeln für die Atmung

- Atmen Sie ausschließlich durch die Nase. Sehr oft ist die beständige Mundatmung eine unbewusste Gewohnheit. Testen Sie sich selbst, indem Sie sich einmal ein kleines Pflaster auf die Lippen kleben.
- Atmen Sie unhörbar leise.
- Atmen Sie in Ruhe in den Bauch. Der Bauch sollte sich beim Einatmen wölben und beim Ausatmen flacher werden.
- Machen Sie nach dem Einatmen eine kürzere und nach dem Ausatmen eine längere Pause.
- Atmen Sie länger aus als ein.

8. SCHRITT – HILFE FÜR DIE LYMPHEN

Ein außerordentlich lästiges Symptom für Frauen sind Wassereinlagerungen und Schwellungen, die um die Augen, in Fingern und Sprunggelenken, in Brust und Unterleib auftreten können. Der erste Gedanke, der einem Arzt bei solcher Symptomatik in den Sinn kommt, heißt »wassertreibende Medikamente« (Diuretika). Doch diese helfen nur kurzfristig. Die Schwellungen sind nämlich häufig durch Eiweißablagerungen (ähnlich Gelatine) bedingt. Durch Diuretika wird lediglich das Wasser, nicht jedoch das Eiweiß entfernt. Die Folge: Die Beschwerden werden chronisch. Wirkungsvoller sind andere Wege.

- Durch ausreichende Bewegung tun Sie sich in dieser Beziehung einen großen Gefallen. Lymphbahnen haben keine eigene Pumpe. Sie sind Einbahnstraßen, die von vielen Ventilen durchsetzt sind. Sobald wir uns bewegen, werden die Lymphbahnen zusammengepresst, und der Lymphstrom wird weitertransportiert.
- Als zusätzlicher Schritt empfehlen sich Lymphdrainagen. Hierbei handelt es sich um eine sanfte Massagetechnik, bei der die Wassereinlagerungen über die Lymphbahnen ausgestrichen werden. Nach einer derartigen Massage fühlen sich viele Frauen deutlich erleichtert.
- Auch Schröpfmassagen können Abhilfe schaffen.

Info

Eine Lymphdrainage kann Wunder wirken – jedoch nur, wenn sie von einer Fachkraft ausgeführt wird! Um eine Lymphdrainage vornehmen zu können, muss der Masseur speziell dafür ausgebildet sein, sonst ist die Therapie nicht wirksam.

Gesunde Ernährung für die Lymphe

- *Alles, was Magen und Darm reizt, schädigt auch den Lymphstrom, da kein Organ so stark mit Lymphbahnen durchsetzt ist wie die innere Oberfläche des Verdauungstrakts. Dementsprechend liegen Sie mit der im Buch empfohlenen Ernährungsweise genau richtig.*
- *In Zeiten, in denen die Wassereinlagerungen besonders störend sind, sollten Sie Ihren Bauch besonders schonend behandeln. Meiden Sie dann Alkohol, Kaffee und möglichst auch Salz. Legen Sie stattdessen einen Reistag (ohne Salz) ein.*
- *Auch Spargel kann – sofern verfügbar – zur Entwässerung beitragen. Wenn Sie dazu noch einige Tassen Brennnesseltee trinken, werden Sie sich bald sehr viel wohler fühlen.*

9. SCHRITT – WELCHE MEDIKAMENTE HELFEN?

Bei der Fibromyalgie sind Tabletten in ihrer Wirkung leider sehr begrenzt. Es gibt kein Mittel, mit dem die Erkrankung selbst geheilt werden könnte, allenfalls solche, die die Symptome lindern.

Rheumamittel helfen wenig

Während bei rheumatischen Erkrankungen große Erfolge mit antientzündlichen Medikamenten zu erzielen sind, ist der Erfolg beim FMS äußerst bescheiden. Ganz besonders gilt das für Kortison. Dieses »Wundermittel« bewirkt bei der Fibromyalgie gar nichts. Nur die Nebenwirkungen stellen sich zuverlässig ein. Auch Antirheumamittel (z. B. Diclofenac) und Schmerzmittel enttäuschen. Selbst stark wirkende Schmerztabletten vom Morphintyp, die sonst nie versagen, bringen kaum oder keine Erleichterung. Erschwerend kommt hinzu, dass es große individuelle Unterschiede bei der Verträglichkeit und Wirksamkeit der Präparate gibt.

Sie finden im Folgenden einige Medikamente, mit denen Sie in Absprache mit Ihrem Arzt am ehesten Erfolgschancen haben werden.

Schmerzmittel

Der eigentliche »Fibromyalgie-Schmerz« spricht auf Schmerzmittel nicht an. Doch viele Betroffene haben daneben auch andere Schmerzen, z. B. durch eine Arthrose. Dann liegt eine Überlagerung von Schmerzarten vor, bei der der »Arthrose-Schmerz« durchaus mit Ibuprofen, ASS oder Paracetamol verbessert werden kann. Ein Versuch mit einfachen Präparaten kann also in Absprache mit Ihrem Hausarzt sinnvoll sein. Wenn diese aber nicht wirken, haken Sie solche Pillen am besten ab.

Wer lieber ein pflanzliches Schmerzmittel einnehmen möchte, ist mit der Weidenrinde gut beraten. Sie wird gerne als »natürliches Aspirin« bezeichnet. Es gibt sie als Tee oder Fertigpräparat in der Apotheke. Wunder dürfen Sie aber auch von Mutter Natur nicht erwarten.

»Antidepressiva«

Eines der wirksamsten medikamentösen Behandlungsverfahren bei der Fibromyalgie sind Medikamente, die den erniedrigten Serotoninspiegel in Blut und Gehirn erhöhen. Die Präparate aus dieser Gruppe fasst man oft unter dem Begriff »Antidepressiva« zusammen, also Mittel zur Behandlung von Depressionen. Die Bezeichnung ist et-

> **Info**
>
> *Als Nebenwirkungen können u. a. folgende Symptome auftreten:*
>
> - *Müdigkeit (erwünscht!)*
> - *Schwindel*
> - *Mundtrockenheit*
> - *Verstopfung*
> - *Sehstörungen*
> - *Kreislaufbeschwerden*

was unglücklich, da sich Serotonin nicht nur auf die Stimmung auswirkt, sondern auch auf viele weitere Bereiche, u. a. den Kreislauf, die Blutgerinnung, das Auge und den Magen-Darm-Trakt. Im Gehirn beeinflusst es den Schlaf, den Appetit, die Schmerzwahrnehmung und sogar die Temperaturregulation.

Beim FMS wird vor allem eine Verbesserung des Schlafs und der Schmerzen angestrebt. Diese Wirkung lässt sich in aller Regel bereits mit sehr geringen Dosierungen erreichen.

Risiken und Nebenwirkungen

Amitriptylin gehört hier zu den bekanntesten Mitteln. Bei Fibromyalgie dosiert man das Medikament wesentlich niedriger als bei Depressionen. Statt 75 Milligramm reichen meist 5 bis 25 Milligramm völlig aus, gelegentlich sogar noch kleinere Mengen. Wie alle Medikamente aus dieser Gruppe sollte Amitriptylin nicht zusammen mit Alkohol und Schlafmitteln genommen werden. Auch bei erhöhtem Augeninnendruck (Glaukom, grünem Star), Herzrhythmusstörungen und Problemen mit dem Wasserlassen muss man auf das Präparat verzichten. Nicht alle Patienten erreichen mit Amitriptylin eine Verbesserung ihrer Beschwerden. Dann kann ein Versuch mit einem ähnlichen Präparat (z. B. Duloxetin) oder – vor allem bei vermehrten Ängsten – Pregabalin sinnvoll sein. Doch das sind Dinge, die Sie mit Ihrem Arzt klären sollten.

Die meisten der angebotenen Einreibemittel helfen bei Fibromyalgie wenig – nur der entspannende Massageeffekt bringt manchmal etwas Linderung.

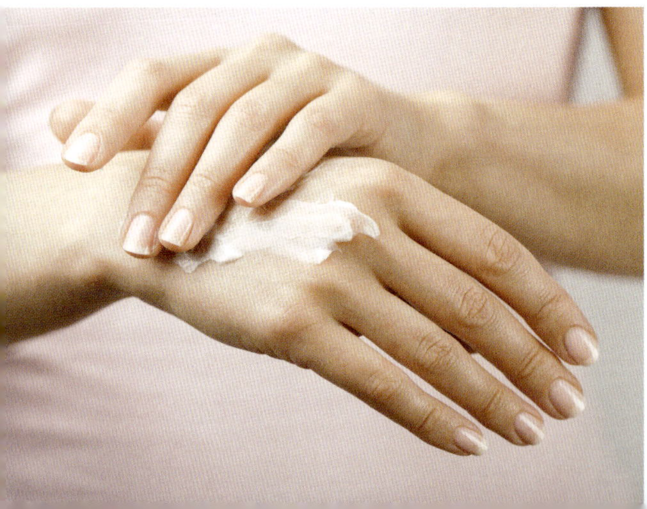

Einreibemittel

Ob äußerlich angewendete Salbe, Rheumamittel oder wärmende Pflaster einen Einfluss auf das Krankheitsgeschehen haben, ist zweifelhaft. Die meisten Patienten haben damit keinen großen Erfolg. Eine Substanz sei jedoch erwähnt. Es ist das Capsaicin, der Stoff, der den Cayennepfeffer so scharf macht. Wenn man es auf die Haut aufträgt, kommt es zu einer Beeinflussung der sogenannten Substanz P in den Nervenendigungen und damit zu einem Nachlassen von Schmerzen. Für den Dauergebrauch ist Capsaicin allerdings nicht geeignet.

Im Internet findet sich vollmundige Werbung für Präparate mit wohlklingenden Namen und »garantierter Wirkung«. Hier ist Vorsicht geboten! Man sollte sich die Zusammensetzung der Mittel notieren und vor der Bestellung mit einem sachkundigen Arzt sprechen.

Naturheilkunde

Melatonin

Das Hormon der Zirbeldrüse spielt eine wichtige Rolle bei der Schlafregulation. Bei Dunkelheit wird es freigesetzt und sorgt für einen tiefen Schlaf. Umgekehrt wird es bei Licht sehr schnell gehemmt. Bei Schlafproblemen sollten Sie sich vor dem Zubettgehen daher keinem hellen, vor allem keinem blauen Licht (TV, Computer, Smartphone) aussetzen. Auch wenn Sie nachts einmal aufstehen, ist helles Licht schädlich. Melatonin ist mittlerweile als Schlafmittel in Deutschland zugelassen. Allerdings ist die Wirkung nicht stark. Einige Patienten sprechen dennoch gut darauf an.

Vitamin D

Die Hoffnung, das FMS durch Vitaminmischungen zu verbessern, hat sich nicht bestätigt. Weder Vitamin A, C oder E haben einen relevanten Einfluss auf die Beschwerden. Kürzlich wurde aber erwiesen, dass Fibromyalgiepatienten einen niedrigeren Vitamin-D3-Spiegel aufweisen.

Generell geht eine hohe Konzentration von Vitamin D im Blut mit einer besseren Gesundheit einher. Ob dies einfach die Folge einer gesunden Lebensführung ist (viel Bewegung im Freien) oder auch durch die Einnahme von Vitamintabletten erreicht werden kann, ist noch ungeklärt. Wenn Ihr Vitamin-D-Spiegel jedoch erniedrigt ist, kann eine Einnahme überlegt werden. Dies gilt vor allem, wenn Sie zusätzlich unter Osteoporose leiden.

Pflanzliche Medikamente

Pfefferminzöl ist in der Apotheke u. a. in Form von praktischen Rollstiften erhältlich.

Verschiedene pflanzliche Präparate können bei der Behandlung der Fibromyalgie sinnvoll eingesetzt werden. Pfefferminzöl ist überaus wirksam gegen Kopfschmerzen und Migräne. Man reibt es im Schläfenbereich ein oder gibt einen Tropfen in die Nase. Gegen die vielfältigen Magen-Darm-Beschwerden können Heilkräutertees getrunken werden. Pfefferminze, Fenchel, Kamille, Wermut und Tausendgüldenkraut haben sich bewährt. Ein anderes pflanzliches Medikament, das gelegentlich empfohlen wird, ist Weihrauch, das eine milde entzündungshemmende Wirkung hat. Es wirkt jedoch nur, wenn eine zusätzliche Entzündung Ursache der Beschwerden ist.

10. SCHRITT – DIE PSYCHOTHERAPIE

Das FMS ist keine seelisch bedingte Erkrankung. Dementsprechend kann man es nicht ausschließlich mit psychotherapeutischen Verfahren heilen. Allerdings spielt die Psyche eine wichtige Rolle.

Wird eine Psychotherapie als Ergänzung zu den anderen beschriebenen Maßnahmen eingesetzt, kann sie überaus segensreich sein. Vor allem wenn Sie ungelöste Konflikte aus der Kindheit oder Gegenwart belasten, sollten Sie fachkundige Gespräche in Ihr persönliches Therapieprogramm aufnehmen. Leider sind Psychotherapeuten oft zeitlich überlastet. Möglicherweise hat Ihr Hausarzt eine Empfehlung für Sie.

Wenn ein Psychotherapeut das Krankheitsbild nicht gut kennt, wird er manchmal dazu neigen, alle Beschwerden auf die Psyche zurückzuführen. Dann werden die Gespräche mühsam, der Patient fühlt sich nicht verstanden. Häufig hat der Kranke dann den Eindruck, der Therapeut wolle ihm die Einsicht geradezu aufdrängen, dass etwas mit ihm nicht stimme. Diese Art der Behandlung führt eher zur Verschlechterung des Krankheitsbildes, da sie den Patienten noch mehr seines Selbstbewusstseins beraubt.

Wenn Sie also eine Psychotherapie beginnen möchten, lassen Sie sich bei der Auswahl des Therapeuten ein wenig Zeit. Derzeit werden drei Therapierichtungen (tiefenpsychologisch, verhaltenstherapeutisch, systemisch) von den gesetzlichen Krankenkassen getragen. Es gibt für Fibromyalgie nicht die richtige Therapieform. Viel entscheidender ist die Frage, wie Sie mit dem Therapeuten zurechtkommen. Sie haben daher die Möglichkeit, einige Vorgespräche mit unterschiedlichen Therapeuten zu führen (sogenannte »probatorische Sitzungen«). Es ist durchaus üblich, mehrere dieser Vorgespräche zu führen, bis Sie glauben, die richtige Person gefunden zu haben.

Info

Fibromyalgie-Selbsthilfegruppen sind mittlerweile sehr verbreitet. Sie finden Sie sicherlich auch in Ihrer Region (siehe S. 138 f.). Für viele Betroffene ist es ungeheuer erleichternd, mit anderen Menschen zu sprechen, die ähnliche Beschwerden haben. Das Gefühl, nicht alleine mit den Problemen zu sein, ist entlastend und befreiend. Langfristig positiv wirksam sind Gruppen, die gemeinsam aktive Selbsthilfe betreiben (z. B. durch Gymnastik oder Wassergymnastik) und in denen auch einmal gelacht wird. Es gibt aber auch Gruppen, in denen eine hoffnungslose, resignierte Atmosphäre vorherrscht. Eine dauerhafte Teilnahme ist hier nicht empfehlenswert.

Der Umgang mit sich selbst

Nicht jeder Fibromyalgiepatient braucht eine Psychotherapie. Jede wesentliche Änderung des Verhaltens, ein intensives Gespräch mit Freunden oder ein schöner Urlaub kann psychotherapeutisch wirksam sein.

Es geht in erster Linie darum, dass Sie auf Ihre eigenen seelischen Bedürfnisse im Rahmen der Erkrankung Rücksicht nehmen, dass Sie zu einem entspannten, toleranten und ehrlichen Umgang mit sich selbst finden. Falls Sie unter Fibromyalgie leiden, dann geht es Ihnen nicht sonderlich gut, und Sie haben es verdient, rücksichtsvoll behandelt zu werden.

> **Tipp**
>
> *Falls Sie Aromatherapie schätzen, sollten Sie es einmal mit Basilikum-, Kamillen-, Lavendel- oder Zypressenöl versuchen. Diese Öle sollen sich auf das Krankheitsbild günstig auswirken.*

Es sich selbst gut gehen lassen, das bedeutet für schmerzgeplagte Menschen oft körperliche Schonung, gutes Essen und Trinken. Doch das ist leider das Verkehrte: Süßes, Fettes und Alkohol machen die Krankheit auf Dauer nur schlimmer. Ebenso verschlechtern sich langfristig die Beschwerden, wenn man auf Bewegung verzichtet. Vieles, was bei der Krankheit hilft, ist anstrengend und bedeutet auch Verzicht. Doch wie kann man den leisten, wenn das Allgemeinbefinden sowieso schon reduziert ist?

Belohnungen und Rücksichten

Der wichtigste Schritt: Entdecken Sie neue Wege, sich selbst zu belohnen und auf sich selbst Rücksicht zu nehmen. Im Einzelnen könnten das folgende Dinge sein:

- Nicht alles auf einmal und unter Zeitdruck erledigen
- Auf jede Anspannung eine Entspannung folgen lassen
- Die eigene Zeit gut planen, z. B. Aufgabenlisten führen

- Überlegen, wann die beste Zeit für welche Aufgabe ist
- Die eigenen Grenzen akzeptieren
- Frühzeichen der Überforderung erkennen, Pausen einlegen
- Nein sagen lernen
- Sich selbst ablenken, wenn etwas nicht funktioniert
- Zu sich selbst genauso rücksichtsvoll sein, wie man es anderen Menschen gegenüber ist

> **Tipp**
>
> *Es ist doch schon ein Genuss, eine Mahlzeit in aller Ruhe genießen zu können! Wenn Sie Ihren Speiseplan nun auch schon umstellen mussten – Sie glauben gar nicht, wie köstlich eine gesunde Ernährung sein kann! Gehen Sie mal in ein vegetarisches Restaurant: Es erwartet Sie eine Vielfalt feinster Gourmetgerichte, die Ihren Gaumen verwöhnen. Vielleicht finden Sie auch in Ihrem Stammrestaurant Gerichte, die einer ausgewogenen Ernährung entsprechen.*

Kontakte suchen

Die meisten Fibromyalgiepatienten glauben, dass sie allein von den rätselhaften Symptomen betroffen sind. Der Kontakt mit Leidensgenossen ist daher für die meisten Kranken eine sehr große Entlastung und praktische Hilfe. Suchen Sie also das Gespräch mit Menschen, die gleichfalls an Fibromyalgie leiden. Sie werden feststellen, dass Sie mit Ihren Beschwerden nicht allein sind. Diese Erfahrung ist von unschätzbarer Bedeutung. Außerdem können Sie vom Wissen profitieren, das andere im Umgang mit der Erkrankung gesammelt haben: nützliche Adressen in Ihrer Nähe, praktische Hilfen, Erfahrungen im Umgang mit Ärzten, Krankenhäusern, Krankenkassen, Krankengymnasten, Masseuren usw.

Fibromyalgie und Partnerschaft

Jede Krankheit bedeutet eine Beeinträchtigung der Partnerschaft. Entfernteren Personen gegenüber kann man eine Krankheit schon mal überspielen – der Partner dagegen bekommt die Beschwerden hautnah mit. Neben der eigenen Person ist er am meisten davon betroffen. Ehepartner oder Ehepartnerin, Freundin oder Freund, Eltern, Kinder, Geschwister leiden zwangsläufig mit.

Tagebuch der schönen Dinge

- *Legen Sie sich ein kleines Tagebuch zu. Nehmen Sie sich einmal am Tag einige Minuten Zeit, um die letzten 24 Stunden Revue passieren zu lassen. Überlegen Sie, was Ihnen gutgetan hat. Was waren die besten Momente?*
- *Notieren Sie sich diese Ereignisse. In der Mehrzahl der Fälle wird das nichts Großes sein. Doch in der Summe machen diese Unbedeutsamkeiten das Leben aus! Sie könnten sich z. B. notieren, dass Sie jemand auf der Straße freundlich angesehen hat, Sie zwei Minuten ausgeruht haben, Sie sich gewehrt haben, als sich jemand in der Schlange vorgedrängt hat.*
- *Das schriftliche Festhalten ist wesentlich. Und: Schreiben Sie nur die guten Ereignisse auf! Die meisten Menschen neigen dazu, diese rasch zu vergessen. Die schlechten Momente bleiben dafür im Gedächtnis haften. »Aus Schaden wird man klug«, heißt es. Doch wenn sich Schmerzen jeden Tag wiederholen, wird man dadurch in keiner Weise schlauer. Dagegen lohnt es sich sehr, auf alle Momente zu achten, in denen die Krankheit erträglicher ist. Da muss zweifellos etwas gewesen sein, was Ihnen gutgetan hat! Das gilt es herauszufinden und zu nutzen.*

- *Wenn Sie über einige Wochen Buch geführt haben, werden Sie eine bis dahin unbekannte Seite von sich selbst entdecken. Sie werden eine kleine Sammlung Ihrer Stärken, von Tipps und Tricks gegen die Krankheit erwerben. Wenn es Ihnen einmal nicht so gut geht, blättern Sie in Ihren Aufzeichnungen. Was hat mir denn früher einmal gutgetan? Wie könnte ich mir jetzt am besten selbst helfen? Schließlich werden Sie bemerken, Ihr Selbstbewusstsein nimmt auf diese Weise zu!*

Weitere Fragen, die Sie sich bei Ihrer 24-Stunden-Rückschau stellen sollten, sind: Wann habe ich mich relativ wohlgefühlt? Wann hatte ich wenige oder keine Beschwerden? Wann habe ich meine Krankheit vergessen?

Belastungen und Schuldgefühle

Bereits eine 14-tägige Erkältung kann Auswirkungen auf eine Partnerschaft haben. Eine monate- oder jahrelange Krankheit ist eine der schwersten Belastungen, die eine Beziehung zu verkraften hat. Es ist fast so, als ob die Krankheit als unerwünschte und unsichtbare Person mit im Haushalt leben würde.

In den meisten Fällen leidet der Erkrankte dann unter Schuldgefühlen. Doch auch der Partner gerät in eine schwierige emotionale Lage. Er bemüht sich, zu unterstützen und zu helfen, wo es nur geht. Doch seine Bestrebungen verlaufen bei der Fibromyalgie im Sand. Das erzeugt Enttäuschung, Ärger und einen verdeckten inneren Vorwurf. Da ein Fibromyalgiekranker nichts für seine Krankheit kann, bekommt möglicherweise der Lebenspartner selbst irgendwann Schuldgefühle, weil er so wenig helfend eingreifen kann. So sind schließlich beide in gegenseitigen Vorwürfen und Schuldgefühlen verstrickt. Darunter leiden die Lebensfreude und die Beziehungsqualität. Gefühle erkalten, und zur Krankheit kommt nun auch noch eine Beeinträchtigung der Partnerschaft hinzu.

Viel Aufmerksamkeit ist nötig

Angesichts der schweren Dauerbelastung braucht die Paarbeziehung eine besondere Pflege. Vielleicht ist das für Sie ein nicht vertrauter Gedanke. Eine gute Beziehung funktioniert oft viele Jahre, ohne dass sich die Partner darüber Gedanken machen. Es scheint wie im Märchen zu sein: Hat man nur den Richtigen oder die Richtige gefunden, dann bleiben sie glücklich bis an das Ende ihrer Tage. Doch die Wirklichkeit ist meist anders. Mangels gegenseitiger Aufmerksamkeit schleifen sich alltägliche Handlungen immer mehr ein, und irgendwann stellt man fest, dass der alte Zauber verflogen ist, ohne dass man es gemerkt hat. Beziehungspflege bedeutet also, die Partnerschaft bewusst lebendig und attraktiv zu halten, besonders wenn sie unter einer schweren äußeren Belastung steht.

> **Info**
>
> *Eine Lebensänderung oder gar eine Lebensumstellung ist nicht allein zu bewerkstelligen, wenn Sie in einer Beziehung leben. Sprechen Sie mit Ihrem Partner offen über Ihre Gedanken, Wünsche und natürlich auch über Ihren Gesundheitszustand.*
>
> *Nur durch gemeinsame Gespräche und gegenseitiges Verständnis kann eine Partnerschaft in schwierigen Lebenssituationen überleben und gestärkt daraus hervorgehen.*

Wie einst im Mai …

Wie so ein liebevoller Umgang miteinander auszusehen hat, dafür gibt es selbstverständlich kein Patentrezept. Jedes Paar hat seine eigenen Bedürfnisse und kann in den unterschiedlichsten Situationen wieder auftanken. Ein schönes Modell für das gute Gestalten einer Beziehung ist die Zeit, in der sich zwei Menschen kennen und lieben lernen. Alles, was sie in dieser Lebensphase unternehmen, dient letztendlich der Beziehungsförderung. Denken Sie einmal an die Zeit zurück, in der Sie Ihren Partner kennengelernt haben.

Häufig ist es so: Man denkt lange zuvor an das gemeinsame Treffen, bereitet sich darauf vor, ist konzentriert bis hin zur Nervosität, man zieht sich vorteilhaft an, trifft sich an einem schönen Ort und bringt ein kleines Geschenk mit. Beim Treffen geht es heiter zu, man lacht viel, belastet den anderen nicht mit Problemen, schmiedet Pläne für eine attraktive Zukunft usw.

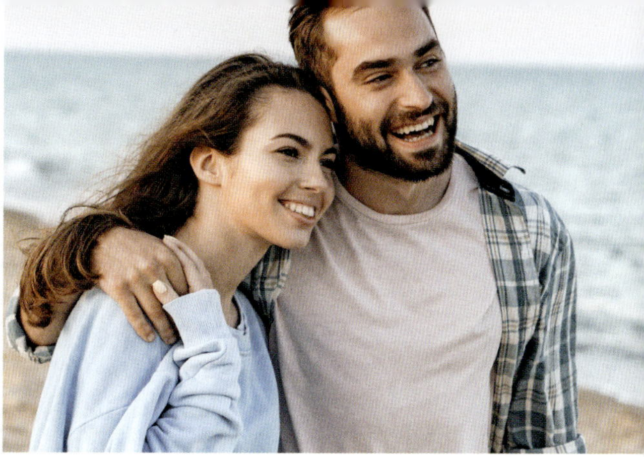

... und der schnöde Alltag

Die Alltagsrealität viele Jahre später steht oft im denkbar schärfsten Kontrast dazu. Wenn sich das Paar nun trifft, ist es meist Abend, wenn beide erschöpft sind. Das ist keineswegs der Moment, in dem es sich in seiner besten Verfassung befindet. Meist belasten sich die Partner dann mit Alltagssorgen und suchen Bestätigung und Verständnis bei dem jeweils anderen. Missverständnisse und Streitigkeiten sind die Folge.

Sich gegenseitig achten und beachten: Das sind zwei der Grundpfeiler einer guten Beziehung, die auch schwere Zeiten überstehen kann.

Um eine Beziehung wiederzubeleben, muss man sich nicht wie frisch verliebt verhalten. Kleinigkeiten genügen bereits.

Gegenseitige Anerkennung

Einer der wichtigsten Schritte ist, den Partner anzuerkennen.

- Das bedeutet für den Gesunden, die Schwierigkeiten und die beständige Mühe des Kranken wahrzunehmen, zu würdigen und Mitgefühl zu zeigen. Das bedeutet nicht, dass der Gesunde verpflichtet ist, immer selbst tätig zu werden. Bei der Fibromyalgie wäre das ein frustrierendes Unterfangen. Gerade engagierte Lebenspartner können nur schwer ertragen, dass sie selbst so wenig helfen können.

Das alltägliche Leben ist eine harte Prüfung für die Liebe. Ein respektvoller, liebevoller Umgang mit dem Partner und Toleranz gegenüber seinen Wünschen und Vorstellungen sind die Grundvoraussetzungen für die Überwindung des Banalen im Beziehungsalltag. Dann kann Laotses Satz »Das Allerzarteste überwindet das Allerhärteste« Wirklichkeit werden.

Leider führt der gute Wille oft zu einem Aktionismus (»Tu dies, tu das«), bei dem Kranke zu verschiedenen Maßnahmen gedrängt werden, die sich als wirkungslos erweisen. Das belastet die Beziehung. Lebenspartner können meist nur in sehr begrenztem Umfang Therapeuten sein. Wenn sie jedoch akzeptieren, dass sie gegen die Krankheit nur wenig ausrichten können, und trotzdem Mitgefühl zeigen, dann ist dies für die Kranken eine wirkliche Hilfe. In einzelnen Bereichen (z. B. schwere Kisten tragen, eine Massage am Abend geben) ist natürlich konkrete Hilfe möglich.

- Auch die Kranken können ihre Partner anerkennen, etwa für die Tatsache, dass diese es nicht einfach haben, mit einem kranken Menschen zu leben. Aber auch hier gilt: Die Kranken müssen sich nicht für die Krankheit entschuldigen – sie können nichts dafür.

Das Leben attraktiv gestalten

Trotz der Krankheit sollten Sie versuchen, das gemeinsame Leben attraktiv und lebendig zu halten. Beispiele hierfür sind:

- Sich kleine (!) Geschenke machen
- Kochen und sich ein festliches Essen bereiten
- Gemeinsam ein Restaurant besuchen
- Gemeinsam im Garten tätig sein
- Zusammen in die Sauna oder ins Schwimmbad gehen
- Fahrrad fahren oder spazieren gehen
- Ein Picknick machen
- Dem Partner einen netten Brief schreiben
- Ein Kino oder Konzert besuchen
- Brett- oder Kartenspiele spielen

- Das gleiche Buch lesen und darüber reden
- Gemeinsam Pläne schmieden
- Ein Wochenende gemeinsam verreisen

Fibromyalgie und Sexualität

Wer Zahnschmerzen hat, schreibt keine Liebesbriefe. Diese Tatsache ist den meisten Menschen verständlich. Doch ein Loch im Zahn lässt sich leicht beheben. Bei der Fibromyalgie ist das anders. Die Schmerzen dauern oft lange, und von außen ist kein Defekt sichtbar.

In der Regel leiden Frauen unter einer Fibromyalgie und müssen ihren Partnern verständlich machen, dass ihnen unter diesen Umständen nicht nach Zärtlichkeiten oder Sexualität zumute ist. Für Partner ist es oft schwer, dies nicht als persönliche Zurückweisung zu begreifen. Sie gewinnen den Eindruck, die Frau suche immer neue Ausflüchte, um einem intimen Kontakt aus dem Weg zu gehen. Je mehr sie dann die Partnerin bedrängen, desto mehr fühlt sie sich überfordert und zieht sich zurück. Hinzu kommt die Tatsache, dass es bei der Einnahme von Serotoninwiederaufnahmehemmern zu einem Nachlassen des sexuellen Verlangens kommen kann. So wird dann ein unbeschwerter sexueller Kontakt immer seltener.

Trotz dieser Schwierigkeiten brauchen betroffene Paare nicht auf befriedigende Sexualität zu verzichten. Beide Partner sollten wissen, dass ihr Problem in erster Linie durch die Krankheit selbst bedingt ist. Der kranke Partner hat in der Regel nicht das Interesse am Sex verloren, sondern ist lediglich

Info

Zu viel Zuwendung kann schaden! Untersuchungen zeigten, dass es günstig ist, wenn die gesunden Partner nicht ungefragt auf alle Beschwerden eingehen. Günstiger ist es, wenn beide Partner darüber reden, welche Aufgaben sie jeweils übernehmen und in welchen Bereichen sie auch Dinge allein tun.

Tipp

Als wichtigste Grundregel gilt: Reden Sie über das Thema. Sexualität darf keine »heilige Kuh« sein! Haben Sie auch keine Hemmungen, sich zu informieren. Es gibt sehr viel gute Literatur zum Thema.

phasenweise durch die Erkrankung beeinträchtigt. Wenn Sie selbst an Fibromyalgie leiden sollten, versuchen Sie, Ihrem Partner dies zu verdeutlichen.

Nicht nur Frauen sind bei Fibromyalgie von der Einschränkung der Libido betroffen. Wenn Männer unter dieser Krankheit leiden, dann berichten sie gleichermaßen über ein Nachlassen der Potenz, das bis zu einem völligen Unvermögen zum Verkehr gehen kann.

Sex ohne Stress

- *Es gibt gute und schlechte Zeiten für Sex. Wenn Sie sich abends völlig zerschlagen fühlen, werden Sie garantiert keine Lust darauf empfinden. Andere Zeiten (morgens früh, mittags) sind manchmal sehr viel lustfreundlicher!*
- *Bereiten Sie sich gemeinsam innerlich und äußerlich auf die Zärtlichkeit vor: ein warmes Bad allein oder zu zweit, Kerzen, schöne Musik, eine Massage …*
- *Sexualität ist bei Weitem mehr als nur Verkehr. Versuchen Sie nicht, einen Orgasmus zu erzwingen. Wenn Ihnen der Verkehr unangenehm ist oder Schmerzen bereitet, vereinbaren Sie mit Ihrem Partner, einmal darauf zu verzichten, und genießen Sie dafür andere Formen der Zärtlichkeit.*
- *Wie genussvolles Essen lebt Sexualität auch von der Abwechslung. Eine andere Umgebung, andere Stellungen oder Varianten des schon Vertrauten schaffen neue Spannung.*

Psychotherapeutische Hilfe

Psychotherapie im engeren Sinn, also Gespräche mit einer ausgebildeten Fachperson, kann eine große Hilfe sein. Das gilt besonders dann, wenn der Betreffende sich mit dem Krankheitsbild auskennt. Im Dialog mit dem Therapeuten ist es möglich, die seelischen Anteile des FMS zu bearbeiten. Persönliche Empfindsamkeiten können erkannt und übertriebene Anspannungen beseitigt werden; übersteigertes Verantwortungsgefühl kann abgebaut und neues Selbstbewusstsein erlangt werden. So verbessert sich meistens nicht nur die Stimmungslage, auch die Schmerzen werden dadurch um einiges erträglicher.

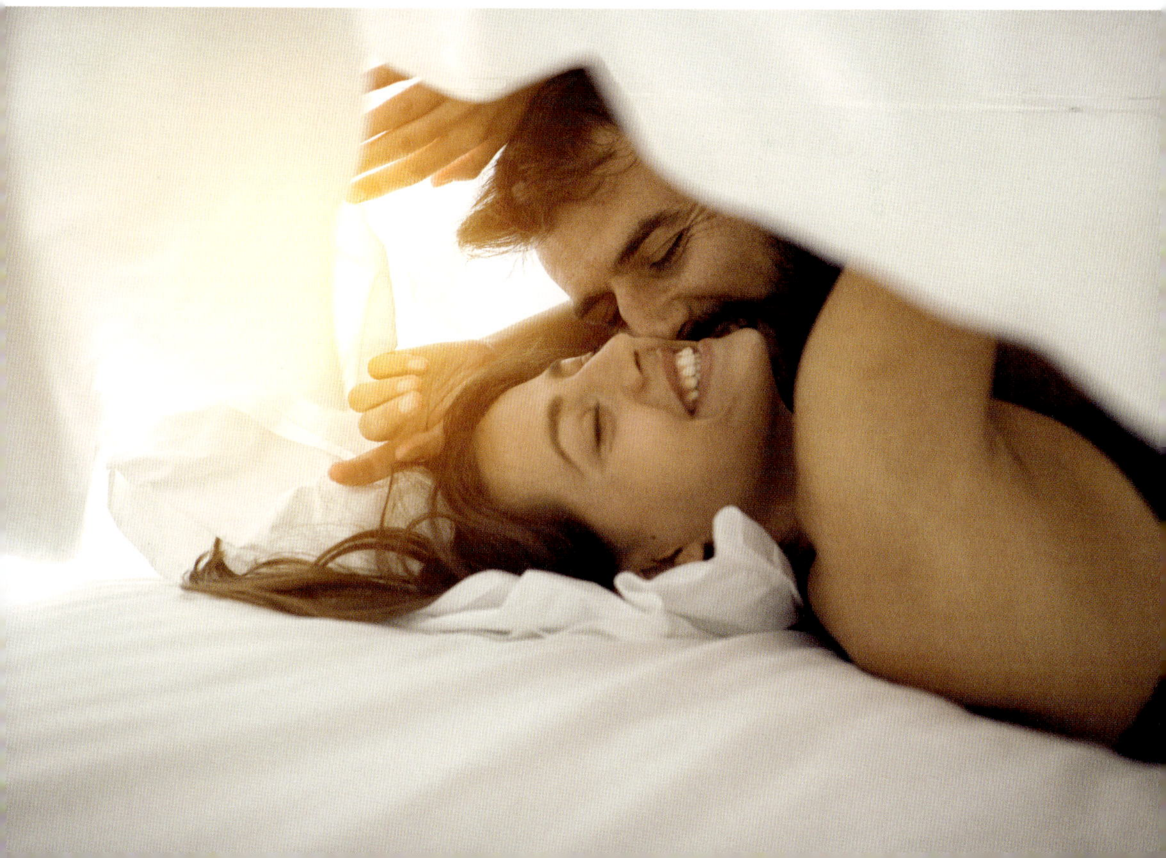

KAPITEL 03

ERNÄHRUNGS-AUFBAU BEI FIBROMYALGIE

Wie bereits auf Seite 58 erwähnt, ist bei vielen Fibromyalgiepatienten der Magen-Darm-Trakt ähnlich sensibel wie der gesamte Körper. Auf kleinste Reize reagiert er überempfindlich und mit Notfallmaßnahmen. Die Folgen sind Übelkeit, Völlegefühl, Blähungen, Schmerzen, Durchfall oder Verstopfung.

Der folgende Ernährungsaufbau soll Ihnen Schritt für Schritt dabei helfen, diese Überempfindlichkeit zu überwinden. Am Anfang ist die Nahrung sehr reizarm und leicht verdaulich. Später kommen anspruchsvollere Lebensmittel stufenweise hinzu. Ebenso wichtig: In der anfänglichen Schonphase sollte die Nahrung bewusst knapp gehalten werden. Ein Gewichtsverlust ist in dieser Zeit begrüßenswert – natürlich nur, wenn Sie nicht untergewichtig sind.

Ist der Verdauungstrakt gereizt, empfiehlt es sich, für jede Stufe zwei Wochen einzuplanen. Nach vier Wochen kann man bereits wieder den köstlichen Nudel-Gemüse-Salat (siehe Seite 131) genießen.

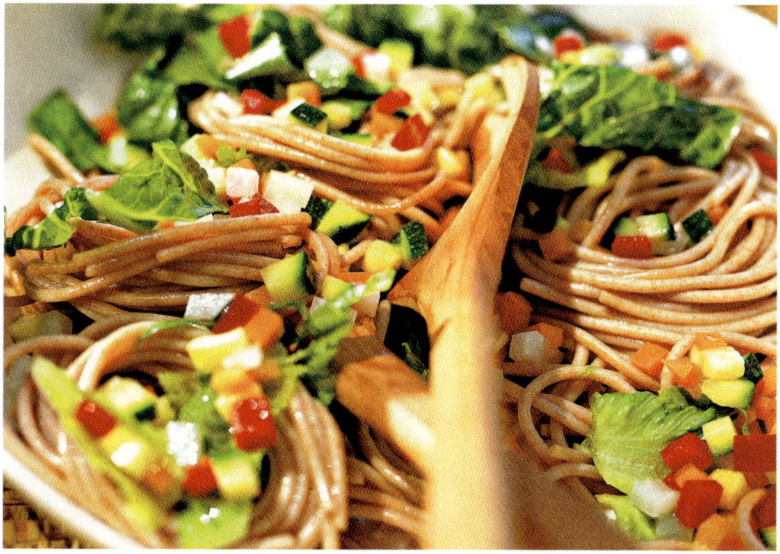

Was derzeit bereits wissenschaftlich gesichert ist: Günstig sind eine kalorisch knappe Ernährung und die Vermeidung von Übergewicht. Ebenso hilfreich ist eine vorwiegend vegetarische Kost, die arm an Gluten und unverdaulichen Zuckerarten (sogenannten FODMAPs) ist.

FODMAPs

In den letzten Jahren wurde deutlich, dass bei einem Teil der Betroffenen schwer verdauliche, kurzkettige Kohlenhydrate *einen ungünstigen Einfluss auf den Darm haben. Lebensmittel, die Mehrfachzucker (Fruktane, Galakto-Oligosaccharide), Zweifachzucker (Laktose), Einfachzucker (Fruktose) und Zuckeralkohole (Sorbit, Mannit, Xylit, Maltit) enthalten, sorgen bei vielen Menschen für Verdauungsprobleme, vor allem Blähungen werden stark begünstigt. Diese Lebensmittel werden oft mit dem Kunstwort »FODMAP« abgekürzt: **F**ermentierbare **O**ligosaccharide, **D**isaccharide, **M**onosaccharide **a**nd/und **P**olyole.*

Gemeinsam ist ihnen, dass sie vom menschlichen Darm schlecht oder gar nicht aufgenommen werden. Dagegen sind sie als »Fast Food« von Darmbakterien sehr begehrt. So kann es zu starkem Bakterienwachstum mit unliebsamen Begleiterscheinungen (Blähungen, Reizung der Darmwand, Durchfall) kommen.

Lebensmittel, die viele FODMAPs enthalten, sind nicht ungesund! Sie werden nur von manchen Menschen schlechter vertragen.

FODMAP-reiche Lebensmittel, die Sie reduzieren sollten, sind z. B.:

- *Obst wie Apfel, Birne, Mango, Pfirsich*
- *Gemüse wie Bohnen, Blumenkohl, Erbsen, Zwiebel, Pilze*
- *Glutenhaltiges Getreide wie Weizen, Roggen*
- *Laktosehaltige Produkte wie Milch, Joghurt*
- *Verarbeitetes, fettes oder frittiertes Fleisch, Wurstwaren*
- *Verarbeiteter oder frittierter Fisch*

FODMAP-arme Lebensmittel, die Sie in Ihre Ernährung aufnehmen sollten, sind z. B.:

- *Obst wie Orange, Kiwi, Beeren, Honigmelone*
- *Gemüse wie Zucchini, Tomaten, Karotten, Brokkoli, Spinat, Kürbis, Salate*
- *Glutenfreie Produkte, Hirse, Quinoa, Amaranth*
- *Laktosefreie Milchprodukte, Hartkäse, Butter*
- *Mageres Fleisch*
- *Unverarbeiteter Fisch, Meeresfrüchte*

ERSTE STUFE - SCHONKOST

Ziel dieser Ernährungsphase ist es, den Magen-Darm-Trakt zu entlasten und auszuheilen. Dazu sollen für etwa zwei Wochen ausschließlich Reis, Kartoffeln und gekochtes Getreide (Vorsicht, Weizen!) gegessen werden. Suppen werden am besten vertragen. Natürlich ist so eine Einschränkung am Anfang nicht ganz leicht. Doch um diese Phase trotzdem kulinarisch attraktiv zu gestalten, dienen die folgenden Rezeptvorschläge, die man nach eigenen Vorstellungen variieren kann. Man sollte jedoch das Grundprinzip einhalten: Lediglich gekochte Nahrung, kein Obst, kein oder kaum Gemüse, keine Säfte, kein Fleisch und nichts Süßes verzehren! Wenn Sie viel Gewicht reduzieren möchten, können Sie auf der ersten Stufe drei oder mehr Wochen verweilen und dabei nach Rücksprache mit Ihrem Arzt zusätzlich ein ausgewogenes Multivitaminpräparat einnehmen.

Überraschenderweise kann die Nahrung anfänglich zur Verstopfung führen. Wenn dies sehr ausgeprägt ist, kann man zusätzlich Lein- oder Flohsamen oder Haferkleie mit viel Flüssigkeit zu sich nehmen.

Hafergrütze

Für 1 Portion
80 g gemahlener Hafer oder Haferflocken
1/2 Vanilleschote
1 Prise Salz
etwas Reis- oder Ahornsirup
Saft von 1/2 Zitrone
1/2 TL Zimt

Gesamt:
1370 kJ/325 kcal,
10 g Eiweiß,
5 g Fett,
59 g Kohlenhydrate,
3 g Ballaststoffe,
0 mg Cholesterin

1. In einem Topf 1/2 Liter Wasser mit dem Hafer, der Vanilleschote und wenig Salz zum Kochen bringen. Die Hitze reduzieren und den Hafer in etwa 10 Minuten weich kochen.
2. Den Sirup mit dem Zitronensaft verrühren. Die Grütze mit dem gesüßten Zitronensaft und dem Zimt würzen.

Zubereitungszeit: 20 Minuten

TIPP *Hafergrütze ist in vielen Ländern der Welt das traditionelle Frühstück. Als Abwechslung kann so eine Grütze auch mit Buchweizen zubereitet werden. Am Anfang empfiehlt es sich, sowohl Hafer als auch Buchweizen nur gemahlen zu kochen. Dadurch werden beide, wie jedes gemahlene Getreide, leichter verdaulich. Die Grütze schmeckt warm oder kalt.*

Gemüsebrühe

Für 1 Portion
1 Zwiebel
100 g Knollensellerie
100 g Porree
1 Bund Petersilie
1 Lorbeerblatt
Salz, frisch gemahlener Pfeffer

Gesamt:
30 kJ/7 kcal, 0,5 g Eiweiß,
0 g Fett, 1 g Kohlenhydrate,
1 g Ballaststoffe,
0 mg Cholesterin

1. Die Zwiebel abziehen und vierteln. Den Sellerie und den Porree putzen und klein schneiden. Die Petersilie waschen, trocken schütteln, die Blätter abzupfen und fein hacken.
2. Die vorbereiteten Zutaten mit dem Lorbeerblatt, etwas Salz und Pfeffer in 1 Liter Wasser aufkochen und bei schwacher Hitze 15 Minuten garen. Die Brühe abseihen.

Zubereitungszeit: 25 Minuten

TIPP *Diese Brühe kann man »pur« zu sich nehmen oder als Grundlage für andere Suppen verwenden.*

Hafersuppe

Für 1 Portion
2 EL grob geschroteter Hafer oder Haferflocken
1/2 l Gemüsebrühe
1/4 Bund Petersilie
1 Prise frisch geriebene Muskatnuss
1 Prise getrockneter Majoran

1. Den Hafer ohne Fett in einer heißen Pfanne kurz anrösten.
2. Mit Gemüsebrühe ablöschen, zum Kochen bringen und 3–4 Minuten zugedeckt bei schwacher Hitze leicht kochen lassen.
3. Die Petersilie waschen, trocken schütteln, die Blätter abzupfen und fein hacken. Die Suppe mit Muskatnuss und Majoran würzen und die Petersilie zugeben.

Zubereitungszeit: 15 Minuten

Gesamt:
340 kJ/80 kcal, 3 g Eiweiß, 1 g Fett, 14 g Kohlenhydrate, 1 g Ballaststoffe, 0 mg Cholesterin

Roggenschrotsuppe

Für 1 Portion
2 EL grob geschroteter Roggen
1/2 l Gemüsebrühe
2 EL Obstessig
zerstoßener Kümmel
zerstoßene Korianderkörner

1. Den Roggen ohne Fett in einer heißen Pfanne kurz rösten.
2. Den angerösteten Roggen mit der Gemüsebrühe ablöschen, zum Kochen bringen und 3–4 Minuten zugedeckt bei schwacher Hitze leicht kochen lassen.
3. Die Suppe mit Essig, Kümmel und Koriander würzen.

Zubereitungszeit: 15 Minuten

Gesamt:
300 kJ/72 kcal, 2 g Eiweiß, 0 g Fett, 13 g Kohlenhydrate, 4 g Ballaststoffe, 0 mg Cholesterin

Indische Reissuppe

Für 1 Portion
1 Messerspitze Safran
1 Zwiebel
1/2 l Gemüsebrühe
80 g 7-Korn-Reismischung
1 kleine Zimtstange
1 Gewürznelke
1 Kardamomkapsel
1 Lorbeerblatt
Salz, frisch gemahlener Pfeffer
Saft von 1/2 Zitrone

Gesamt:
1205 kJ/288 kcal, 9 g Eiweiß, 2 g Fett, 57 g Kohlenhydrate, 10 g Ballaststoffe, 0 mg Cholesterin

1. Den Safran mit 2 Esslöffeln heißem Wasser übergießen und einweichen lassen. Die Zwiebel abziehen und ganz lassen.
2. Die Gemüsebrühe mit Zwiebel, Reismischung, Zimtstange, Gewürznelke, Kardamomkapsel und Lorbeerblatt aufkochen. Die Hitze reduzieren und nach Packungsangabe etwa 15 Minuten kochen, bis die Reismischung gar ist.
3. Den Safran mit dem Einweichwasser zur Suppe geben. Die Zwiebel und die Gewürze entfernen. Die Suppe mit Salz, Pfeffer und Zitronensaft würzen.

Zubereitungszeit: 25 Minuten

INFO *Getreide enthält neben Gluten auch sehr viele, an sich erwünschte Faserstoffe. Ist das Getreide zu roh oder grob, kann es aber zu Blähungen führen. Besser ist es, die Körner fein zu mahlen bzw. länger zu kochen oder auf Hafer-/Dinkelflocken umzusteigen.*

Die indische Reissuppe wirkt beruhigend und lindert somit wohltuend einen gereizten Magen und Darm.

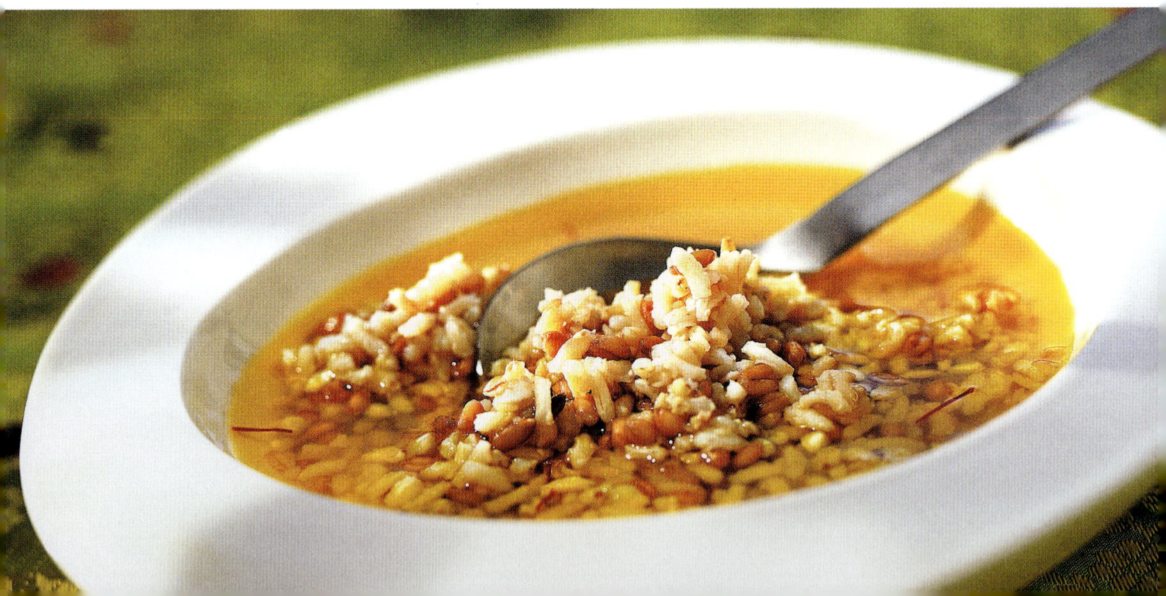

Getreidearten und andere Körner

- **AMARANTH**
  Dies ist kein Getreide, sondern ein Fuchsschwanzgewächs. Hohe Gehalte an wertvollem Eiweiß, Kalzium und Phosphor. Amaranth enthält kein Klebereiweiß.

- **BUCHWEIZEN**
  Dies ist kein Getreide, sondern ein Knöterichgewächs, lässt sich jedoch wie Getreide verarbeiten. Kein Klebereiweiß, reich an Lysin, Lezithin, Kupfer und ungesättigten Fettsäuren.

- **BULGUR UND PIL-PIL**
  Vorgekochter bzw. gedämpfter und getrockneter Hartweizen. Benötigen nur kurze Kochzeiten.

- **COUSCOUS**
  Gekochter Hartweizen, der getrocknet und zerkleinert wurde. Wird als grober Grieß bezeichnet.

- **DINKEL**
  Hierbei handelt es sich um eine spezielle Weizenart, bei der die Spelzen fest mit dem Getreidekorn verwachsen. Dinkel zeichnet sich durch gute Backeigenschaften aus. Er ist reich an Mineralien wie Eisen und Magnesium sowie an B-Vitaminen. Dinkel wird oft besser als Weizen vertragen.

- **GERSTE**
  Eine alte Kulturpflanze, die weltweit vertreten ist. Kommt als Sommer- und Wintergerste vor. Reich an Vitamin B1, Niazin, Magnesium, Zink und Kieselsäure. Gute Schleimbildung, daher günstig bei Magen-Darm-Beschwerden. Geschliffene und geschälte Gersten werden Graupen genannt.

- **GRÜNKERN**
  Unreif geernteter und bei 120 °C gerösteter Weizen,

der dadurch keine Keimfähigkeit aufweist. Zum Backen ungeeignet, jedoch häufig verwendet für Suppen, Bratlinge, Füllungen usw.

- **HAFER**
  Weiches Korn mit dem höchsten Fettgehalt aller Getreide. Hafer enthält viel Eisen, Magnesium, Zink, Vitamin B und E. Er eignet sich nicht zum Backen, sondern muss mit der gleichen Menge Weizen gemischt werden. Hafer soll wegen seines Saponingehalts günstig bei Diabetes sein. Sehr leicht verdaulich. Gute Schleimbildung, dadurch günstig bei Magen-Darm-Beschwerden.

- **HIRSE**
  Älteste Kulturpflanze. Einziges Getreide, das praktisch alle lebensnotwendigen Stoffe in ausreichender Menge enthält. Reich an B-Vitaminen, Eisen, Magnesium, Kupfer, Mangan, Kieselsäure, ungesättigten Fettsäuren, allen zehn essenziellen Aminosäuren. Enthält kein Gluten, daher zum Backen ungeeignet.

- **KAMUT**
  Eine Urform des Weizens. Wurde in den USA wiederentdeckt, neu kultiviert und als eingetragenes Markenzeichen gesetzlich geschützt. Hoher Eiweißgehalt, gute Klebereigenschaft.

- **MAIS**
  Enthält den geringsten Wertstoffgehalt von allen Getreidearten, kein Klebereiweiß. Ergibt zusammen mit Bohnen eine günstige Kombination von Proteinen (Eiweiß). Gelber Mais enthält Karotin.

- **QUINOA**
  Sprich: »Kin-wa«; ist kein Getreide, sondern ein Gänsefußgewächs aus Südamerika. Weist hohe Gehalte an wert-

vollem Eiweiß, Vitaminen, Mineralien und ungesättigten Fettsäuren auf.

- **ROGGEN**
  Kann im Gegensatz zu Weizen nicht mit Hefe, sondern nur mit Sauerteig verbacken werden. Seine Zusammensetzung ist ähnlich dem Weizen, jedoch weist er weniger Fett und Proteine auf.

- **REIS**
  Grundnahrungsmittel für die Hälfte der Weltbevölkerung. Kein Gluteneiweiß. Gute Schleimbildung, leicht verdaulich, hoher Gehalt an Vitamin-B-Komplex und Niazin. Viel Kalium, wenig Natrium, dadurch entwässernd. Der geschälte Naturreis (brauner Reis) ist die eigentliche Reisfrucht und ein vollwertiges Lebensmittel, hat aber nur eine begrenzte Haltbarkeit. Der weiße Reis enthält nur Stärke, kaum Wertstoffe. Es gibt zahlreiche Angebotsformen: Langkorn-, Rundkorn-, Risottoreis usw. Parboiled Reis ist so behandelt, dass Vitalstoffe aus der Schale ins Innere getrieben werden. Wildreis ist nicht mit Reis verwandt, sondern ein Wassergras, das in Gewässern Nordamerikas wächst.

- **WEIZEN**
  Er ist reich an Klebereiweiß (Gluten) und hat daher ausgezeichnete Backeigenschaften. Reich an hochwertigen ungesättigten Fettsäuren, besteht Weizen zu einem Drittel aus wertvollen Eiweißen (Proteinen). Allerdings löst er häufig Allergien aus. Auch ist er des Öfteren unverträglich, was vor allem bei der Sprue/ Zöliakie, einer Glutenunverträglichkeit, zum Ausdruck kommt. Ob eine dauerhafte Meidung von Gluten bei Fibromyalgie sinnvoll ist, erscheint zweifelhaft. Wissenschaftliche Belege fehlen für diese Art der Diät.

Grünkernsuppe

Für 1 Portion
50 g grob geschroteter Grünkern
1 Zwiebel
1/2 l Gemüsebrühe
Salz, frisch gemahlener Pfeffer
50 ml trockener Riesling
50 g Petersilie

Gesamt:
910 kJ/217 kcal, 7 g Eiweiß, 2 g Fett, 34 g Kohlenhydrate, 6 g Ballaststoffe, 0 mg Cholesterin

1. Den Grünkern mindestens 2 Stunden, besser über Nacht in kaltem Wasser einweichen.
2. Die Zwiebel abziehen und mit dem aufgequollenen Getreide in die Gemüsebrühe geben. Aufkochen, die Hitze etwas reduzieren und das Getreide in 15 Minuten weich kochen. Die Suppe mit Salz und Pfeffer würzen und zum Schluss den Wein zugeben.
3. Die Petersilie waschen, trocken schütteln, die Blätter abzupfen und fein hacken.
4. Die Suppe von der Kochstelle nehmen, die Zwiebel entfernen und die Petersilie unterrühren.

Zubereitungszeit: 25 Minuten + 2 Stunden einweichen

Gerstensuppe

Für 1 Portion
80 g Nacktgerste (zu Beginn der Ernährungsumstellung geschrotet)
1 Zwiebel
1 Möhre
1 Stück Knollensellerie (50 g)
1/2 l Gemüsebrühe
1 EL frisch gehackte Petersilie
1 TL frisch gehackter Bärlauch
1 TL getrocknete Suppenkräuter

Gesamt:
1118 kJ/267 kcal, 7 g Eiweiß, 1 g Fett, 55 g Kohlenhydrate, 10 g Ballaststoffe, 0 mg Cholesterin

1. Die Gerste über Nacht in kaltem Wasser einweichen.
2. Die Zwiebel abziehen, die Möhre schälen, den Sellerie nach Bedarf putzen und alles ganz lassen.
3. Die geschrotete Gerste mit Zwiebel, Möhre und Sellerie in die Gemüsebrühe geben und etwa 15 Minuten kochen (bei ungeschroteter Gerste etwa 80 Minuten).
4. Zwiebel, Möhre und Sellerie entfernen. Petersilie, Bärlauch und Suppenkräuter zur Suppe geben und etwa 5 Minuten ziehen lassen.

Zubereitungszeit: 30 Minuten + 12 Stunden einweichen

Amaranthsuppe

Für 1 Portion
1 Möhre
1/2 Kohlrabi
80 g Amaranth
3/4 l Gemüsebrühe
2 EL frische Kräuter (z. B. Kerbel, Petersilie)

1. Das Gemüse nach Bedarf waschen, schälen, putzen und ganz lassen.
2. Amaranth und Gemüse in der Brühe aufkochen, die Hitze reduzieren und in etwa 25 Minuten weich kochen.
3. Das Gemüse entfernen und die Suppe mit den Kräutern würzen.

Zubereitungszeit: 35 Minuten

Gesamt:
1247 kJ/298 kcal, 12 g Eiweiß, 7 g Fett, 46 g Kohlenhydrate, 10 g Ballaststoffe, 0 mg Cholesterin

Reissuppe

Für 1 Portion
80 g Reis
1/2 l Gemüsebrühe
Salz
1 EL gehackte Petersilie oder Kresse

1. Den Reis nach Packungsanleitung in der Gemüsebrühe in etwa 20 Minuten weich kochen.
2. Bei Bedarf mit etwas Salz würzen und die Kräuter zufügen.

Zubereitungszeit: 25 Minuten

Gesamt:
1213 kJ/290 kcal, 6 g Eiweiß, 1 g Fett, 64 g Kohlenhydrate, 2 g Ballaststoffe, 0 mg Cholesterin

TIPP *Probieren Sie unterschiedliche Reissorten, einzeln oder noch besser gemischt, aus. Zur Auswahl stehen z. B. Vollkornreis, roter Naturreis, Langkorn-, Rundkorn- oder Wildreis.*

Steinpilzdinkel

Für 1 Portion
70 g Dinkel (zu Beginn geschrotet)
1 TL Steinpilz-Hefebrühe
1/2 l Gemüsebrühe
2 EL frisch gehackte Kräuter (z. B. Petersilie, Schnittlauch, Dill, Kresse)
Salz, frisch gemahlener Pfeffer

Gesamt:
984 kJ/235 kcal, 10 g Eiweiß, 2 g Fett, 44 g Kohlenhydrate, 9 g Ballaststoffe, 0 mg Cholesterin

1. Den Dinkel über Nacht in kaltem Wasser einweichen.
2. Die Steinpilz-Hefebrühe mit der Gemüsebrühe aufkochen. Den Dinkel zugeben und in etwa 10 Minuten weich kochen (bei ungeschrotetem Dinkel verdoppelt sich die Kochzeit).
3. Die Kräuter unterrühren und das Ganze mit Salz und Pfeffer würzen.

Zubereitungszeit: 20 Minuten + 12 Stunden einweichen

INFO *Mehrere wissenschaftliche Studien zeigten ein Nachlassen von Ängsten sowie eine Verbesserung der Stimmung, des Schlafs und der Lebensqualität durch eine kalorisch knappe und vegetarische Diät.*

Kamutsuppe

Für 1 Portion
50 g Kamut
1 Zwiebel
1 Möhre
1 kleines Stück Knollensellerie
1/4 Stange Porree
100 g Rindfleisch zum Kochen
Salz, frisch gemahlener Pfeffer
1 EL gehackte Petersilie, Schnittlauch oder Kräuter der Saison

Gesamt:
803 kJ/192 kcal, 9 g Eiweiß, 2 g Fett, 33 g Kohlenhydrate, 7 g Ballaststoffe, 6 mg Cholesterin

1. Den Kamut über Nacht in kaltem Wasser einweichen.
2. Die Zwiebel abziehen, die Möhre, den Sellerie und den Porree nach Bedarf waschen, schälen, putzen und alles ganz lassen.
3. In einem Topf 3/4 Liter Wasser mit dem Gemüse und dem Fleisch zum Kochen bringen. Den aufgequollenen Kamut zugeben und 80 Minuten bei schwacher Hitze kochen. Das Gemüse und das Fleisch entfernen. Die Suppe salzen und pfeffern und die Kräuter zufügen.

Zubereitungszeit: 1 Stunde 30 Minuten + 12 Stunden einweichen

TIPP *Wenn Sie nicht abnehmen möchten, können Sie Getreide, Reis oder Kartoffeln in Öl anbraten und vor dem Servieren Sahne, Crème fraîche oder Butter unterrühren.*

Kerbelsuppe

1. Den Buchweizen in der Gemüsebrühe aufkochen und bei schwacher Hitze 25 Minuten ausquellen lassen.
2. Den Kerbel waschen, trocken schütteln, die Blätter von den Stängeln zupfen, fein hacken, zur Suppe geben und einmal aufkochen lassen.
3. Die Suppe mit Salz und Pfeffer würzen.

Zubereitungszeit: 35 Minuten

Für 1 Portion
90 g grob geschroteter Buchweizen
1/2 l Gemüsebrühe
80 g Kerbel (ersatzweise Petersilie)
Salz, frisch gemahlener Pfeffer

Gesamt
1467 kJ/350 kcal, 12 g Eiweiß, 2 g Fett, 70 g Kohlenhydrate, 7 g Ballaststoffe, 0 mg Cholesterin

Hirsesuppe

1. Die Hirse auf ein Backblech schütten und im Backofen 1 Stunde bei 80 °C (Umluft 70 °C) rösten, dabei das Blech ab und zu rütteln. (Oder die Hirse ohne Rösten zubereiten.)
2. Die Zwiebel abziehen, die Möhre schälen, die Zucchini nach Bedarf putzen und alles ganz lassen.
3. Die Brühe mit Zwiebel, Möhre und Zucchini aufkochen. Die Hirse zugeben, einmal aufkochen und zugedeckt bei schwacher Hitze 30 Minuten quellen lassen.
4. Zwiebel, Möhre und Zucchini entfernen. Die Suppe mit Salz und Pfeffer würzen und den Schnittlauch einrühren.

Für 1 Portion
60 g Hirse
1 Zwiebel
1 Möhre
1 Zucchini
1/2 l Gemüsebrühe
Salz, frisch gemahlener Pfeffer
1 EL Schnittlauchröllchen

Gesamt:
883 kJ/211 kcal, 7 g Eiweiß, 2 g Fett, 40 g Kohlenhydrate, 9 g Ballaststoffe, 0 mg Cholesterin

Zubereitungszeit: 40 Minuten + 1 Stunde rösten

TIPP *Schnittlauch am besten mit einer Schere schneiden.*

Kartoffelsuppe Stufe 1

Für 1 Portion
400 g Kartoffeln
1 Zwiebel
1 Möhre
1 Stück Knollensellerie (etwa 50 g)
1/2 l Gemüsebrühe
3 Stängel Petersilie
Majoran
Salz, frisch gemahlener Pfeffer

Gesamt:
1088 kJ/260 kcal, 8 g Eiweiß, 1 g Fett, 54 g Kohlenhydrate, 9 g Ballaststoffe, 0 mg Cholesterin

1. Die Kartoffeln waschen, schälen und klein schneiden. Die Zwiebel abziehen, die Möhre schälen, den Sellerie nach Bedarf putzen und das Gemüse ganz lassen.
2. Die vorbereiteten Zutaten in der Gemüsebrühe weich kochen. Zwiebel, Möhre und Sellerie entfernen. Die Kartoffeln eventuell in der Brühe pürieren.
3. Die Petersilie waschen, trocken schütteln, die Blätter abzupfen, fein hacken und zugeben. Die Suppe mit Majoran, Salz und Pfeffer würzen.

Zubereitungszeit: 40 Minuten

Bulgur mit Rucola

Für 1 Portion
100 g Bulgur
1 Zwiebel
1 Möhre
1/4 unbehandelte Zitrone
1/2 l Brühe
etwa 10 g Rucola
Salz, frisch gemahlener Pfeffer

Gesamt:
752 kJ/180 kcal, 6 g Eiweiß, 1 g Fett, 37 g Kohlenhydrate, 5 g Ballaststoffe, 0 mg Cholesterin

1. Den Bulgur in die doppelte Menge kochendes Wasser geben, aufkochen lassen und zugedeckt 15 Minuten ziehen lassen.
2. Die Zwiebel abziehen, die Möhre schälen und beides ganz lassen. Zusammen mit der Zitrone in der Brühe aufkochen und 15 Minuten leicht kochen lassen. Die Brühe abseihen.
3. Bulgur in die Brühe geben. Den Rucola waschen und in die heiße Speise rühren. Mit Salz und Pfeffer würzen.

Zubereitungszeit: 30 Minuten

INFO *Bulgur ist ein Produkt aus Weizen, das schnell gar wird. Für seine Herstellung wird Weizen eingeweicht, gekocht, getrocknet und zerkleinert.*

Kartoffelbrei mit Endiviensalat

Für 1 Portion
400 g Kartoffeln
3/8 l Gemüsebrühe
frisch geriebene Muskatnuss
Salz, frisch gemahlener Pfeffer
2 Blätter Endiviensalat

1. Die Kartoffeln waschen, schälen, klein schneiden und in der Gemüsebrühe in etwa 20 Minuten weich kochen.
2. Die Brühe abgießen und aufbewahren.
3. Die Kartoffeln zu Mus verarbeiten und je nach gewünschter Konsistenz des Breis etwas Brühe untermischen.
4. Den Kartoffelbrei mit Muskatnuss, Salz und Pfeffer würzen.
5. Den Endiviensalat waschen, trocken schütteln, sehr fein schneiden und unter den Kartoffelbrei mischen.

Zubereitungszeit: 40 Minuten

Gesamt:
1070 kJ/255 kcal, 8 g Eiweiß, 1 g Fett, 53 g Kohlenhydrate, 8 g Ballaststoffe, 0 mg Cholesterin

Vollkornrisotto

Für 1 Portion
1 ganze Zwiebel
125 g Vollkornrisottoreis
50 ml trockener Riesling
1/2 l heiße Gemüsebrühe
50 g Kräuter (z. B. Petersilie, Basilikum, Rauke)
Salz

1. Die Zwiebel abziehen und halbieren.
2. Den Risottoreis und die Zwiebel ohne Fett in einem Topf etwas andünsten. Mit dem Wein ablöschen und nach und nach unter Rühren die Gemüsebrühe zugießen. Das Gericht etwa 90 Minuten bei schwacher Hitze kochen lassen, bei Bedarf noch mehr Brühe zugießen.
3. Die Kräuter waschen, trocken schütteln, fein hacken, unterrühren und kurz mitdämpfen lassen. Die Zwiebel entfernen und das Risotto mit Salz abschmecken.

Zubereitungszeit: 1 Stunde 45 Minuten

Gesamt:
2110 kJ/503 kcal, 11 g Eiweiß, 3 g Fett, 97 g Kohlenhydrate, 6 g Ballaststoffe, 0 mg Cholesterin

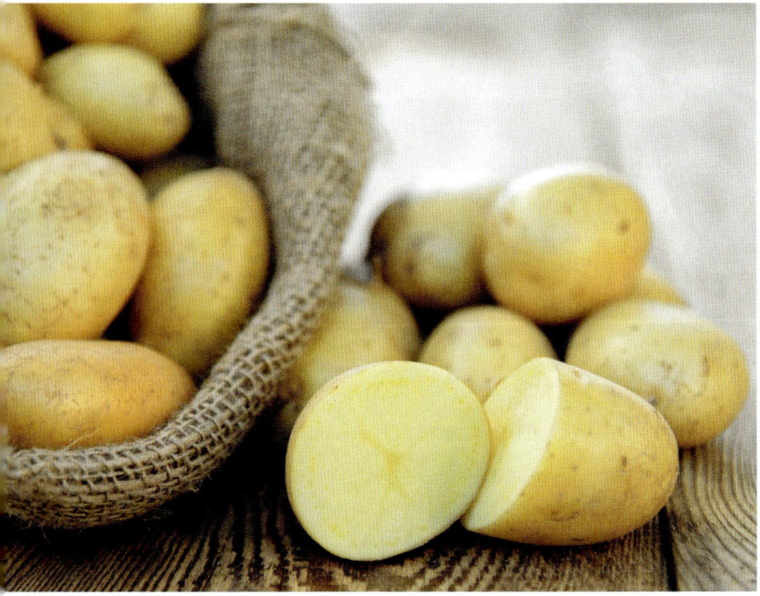

Für Salat eignen sich am besten festkochende Kartoffelsorten, da sie beim Garen nicht zerfallen.

Kartoffelsalat

Für 1 Portion
400 g Kartoffeln
1 Zwiebel
1 TL Kümmel
3/8 l heiße Gemüsebrühe
3 Stängel Petersilie
etwa 1 EL Weißweinessig

Gesamt:
1090 kJ/260 kcal, 8 g Eiweiß, 1 g Fett, 54 g Kohlenhydrate, 8 g Ballaststoffe, 0 mg Cholesterin

1. Die Kartoffeln waschen. Die Zwiebel abziehen.
2. Die ungeschälten Kartoffeln mit der Zwiebel und dem Kümmel weich kochen.
3. Die Zwiebel entfernen. Die Kartoffeln pellen und in Scheiben schneiden.
4. Die Petersilie waschen, trocken schütteln, die Blätter abzupfen, fein hacken, mit heißer Brühe übergießen und etwas abkühlen lassen. Den Weißweinessig zugeben.
5. Die Mischung über die Kartoffeln gießen und den Salat 1 Stunde ziehen lassen.

Zubereitungszeit: 40 Minuten + 1 Stunde durchziehen

ZWEITE STUFE – ERWEITERTE SCHONKOST

Mit dieser Stufe sollte man nach etwa zwei Wochen beginnen. Der Darm sollte ruhiger geworden sein, Aufstoßen, Völlegefühl und Bauchschmerzen nachgelassen haben. Möglicherweise treten noch Blähungen auf, da die Nahrung viele Fasern enthält. Sind sie unangenehm oder schmerzhaft, sollte man das Getreide feiner mahlen und länger kochen. Nun baut sich die Nahrung langsam auf. Es kommt vor allem Gemüse und Obst hinzu. Sie können also alle Rezepte der ersten Stufe weiterverwenden und mit Gemüse und Obst ergänzen.

Ab jetzt dürfen Sie Ihren Magen und Darm wieder an Gemüse und Obst gewöhnen. Lassen Sie sich die Gemüse-Reis-Suppe (siehe Seite 98) schmecken.

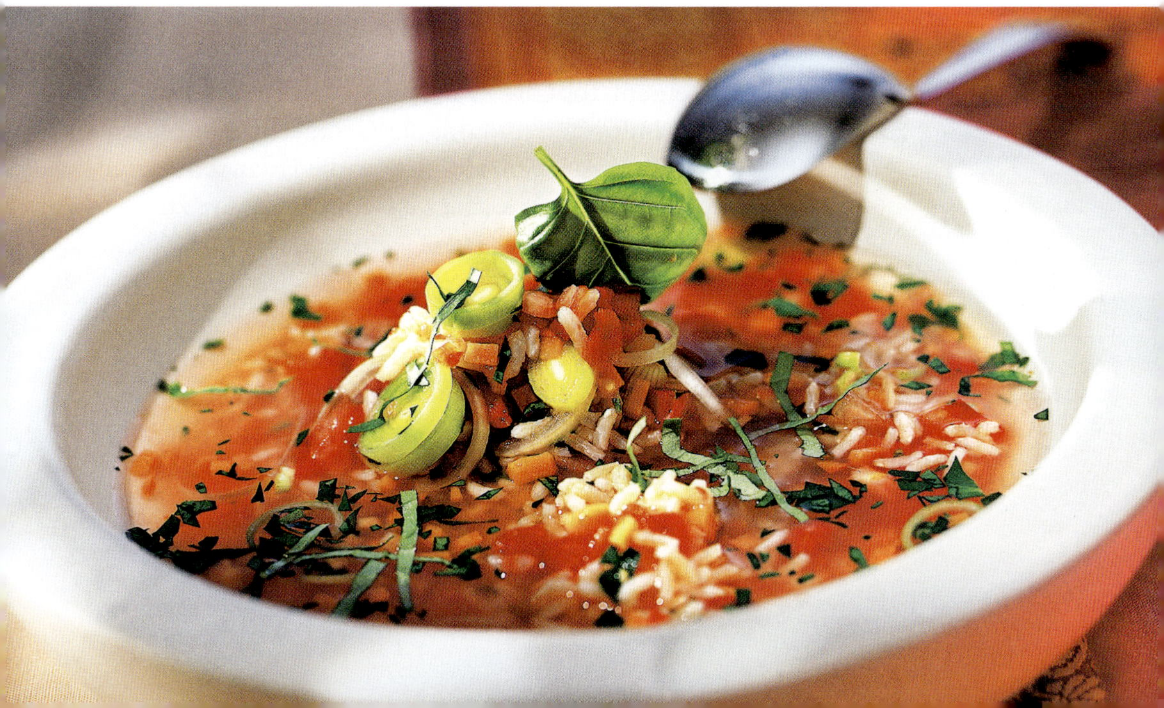

Weizen-Gemüse-Suppe

Für 1 Portion
1 1/2 TL Gemüse-Hefebrühe
80 g geschrotete Weizenkörner
100 g Möhren
1/2 Kohlrabi
2 Stängel Petersilie

Gesamt:
1275 kJ/305 kcal, 13 g Eiweiß, 3 g Fett, 56 g Kohlenhydrate, 13 g Ballaststoffe, 0 mg Cholesterin

1. Die körnige Brühe in 600 Milliliter Wasser auflösen. Den Weizen zugeben, aufkochen, die Hitze abschalten und das Getreide 10 Minuten quellen lassen.
2. Die Möhren und den Kohlrabi schälen und beides raspeln. Die Petersilie waschen, trocken schütteln, die Blätter abzupfen und fein hacken.
3. Das Gemüse und die Petersilie zur Suppe geben, nochmals kurz aufkochen lassen und den Weizen für weitere 5 Minuten ausquellen lassen.

Zubereitungszeit: 25 Minuten

Gemüse-Reis-Suppe Stufe 2

Für 1 Portion
1 kleine Zwiebel
1 Knoblauchzehe
1/2 Stange Porree
1 Möhre
1/2 l Gemüsebrühe
100 g Vollkornreis
2 Tomaten oder 1/2 Dose stückige Tomaten
3 Stängel Petersilie
2 Stängel Basilikum
1/4 TL Currypulver

Gesamt:
1104 kJ/263 kcal, 9 g Eiweiß, 2 g Fett, 54 g Kohlenhydrate, 9 g Ballaststoffe, 0 mg Cholesterin

1. Die Zwiebel abziehen und in feine Ringe schneiden. Den Knoblauch abziehen und fein hacken. Den Porree waschen, putzen und in feine Ringe schneiden. Die Möhre schälen und in Würfel schneiden.
2. In einem Topf die Zwiebel und den Knoblauch ohne Fett andünsten und mit der Gemüsebrühe ablöschen.
3. Den Reis zugeben, aufkochen, die Hitze reduzieren und 20 Minuten kochen lassen. Die Möhre zugeben und bei schwacher Hitze weitere 20 Minuten leicht mitkochen lassen, bis Reis und Möhre weich sind.
4. Die Tomaten nach Bedarf putzen und in Stücke schneiden. Petersilie und Basilikum waschen und fein hacken. Die Tomaten und die Kräuter zur Suppe geben, noch einmal aufwallen lassen und mit Currypulver abschmecken.

Zubereitungszeit: 1 Stunde

Grünkernsuppe mit Gemüse

Für 1 Portion
50 g Grünkern
1 Zwiebel
1/2 l Gemüsebrühe
1/2 Dose stückige Tomaten
1 Zucchini
frische oder tiefgefrorene Kräuter (z. B. Petersilie, Basilikum, Kerbel)
Salz, Cayennepfeffer

Gesamt:
938 kJ/223 kcal, 10 g Eiweiß, 2 g Fett, 40 g Kohlenhydrate, 9 g Ballaststoffe, 0 mg Cholesterin

1. Den Grünkern über Nacht in kaltem Wasser einweichen.
2. Die Zwiebel abziehen, klein würfeln und ohne Fett andünsten. Mit der Gemüsebrühe ablöschen. Die Tomatenstücke und den Grünkern zugeben, aufkochen und etwa 10 Minuten bei schwacher Hitze leicht kochen lassen.
3. Inzwischen die Zucchini waschen, putzen und klein schneiden. Die Zucchinistücke zum Grünkern geben und für weitere 5 Minuten mitkochen. Die Kräuter unterrühren und die Suppe mit Salz und Cayennepfeffer abschmecken.

Zubereitungszeit: 30 Minuten + 12 Stunden einweichen

Kartoffelsuppe Stufe 2

Für 1 Portion
400 g Kartoffeln
1 Zwiebel
1 Möhre
1 Stück Knollensellerie (etwa 50 g)
1/2 l Gemüsebrühe
Majoran
1/2 Stange Porree
3 Stängel Petersilie
Salz, frisch gemahlener Pfeffer

Gesamt:
1338 kJ/320 kcal, 12 g Eiweiß, 1 g Fett, 63 g Kohlenhydrate, 16 g Ballaststoffe, 0 mg Cholesterin

1. Die Kartoffeln waschen, schälen und klein schneiden. Die Zwiebel abziehen und klein würfeln. Die Möhre schälen, den Sellerie nach Bedarf putzen und beides klein schneiden.
2. Die Kartoffeln und die Zwiebel ohne Fett andünsten und mit der Gemüsebrühe ablöschen. Die Möhren- und Selleriestücke zugeben, mit Majoran würzen und das Gemüse in etwa 20 Minuten weich kochen.
3. Inzwischen den Porree waschen, putzen und in Ringe schneiden. Die Petersilie waschen, trocken schütteln, die Blätter abzupfen und fein hacken.
4. Das Gemüse in der Brühe grob pürieren. Porree und Petersilie zugeben und alles mit Salz und Pfeffer abschmecken.

Zubereitungszeit: 40 Minuten

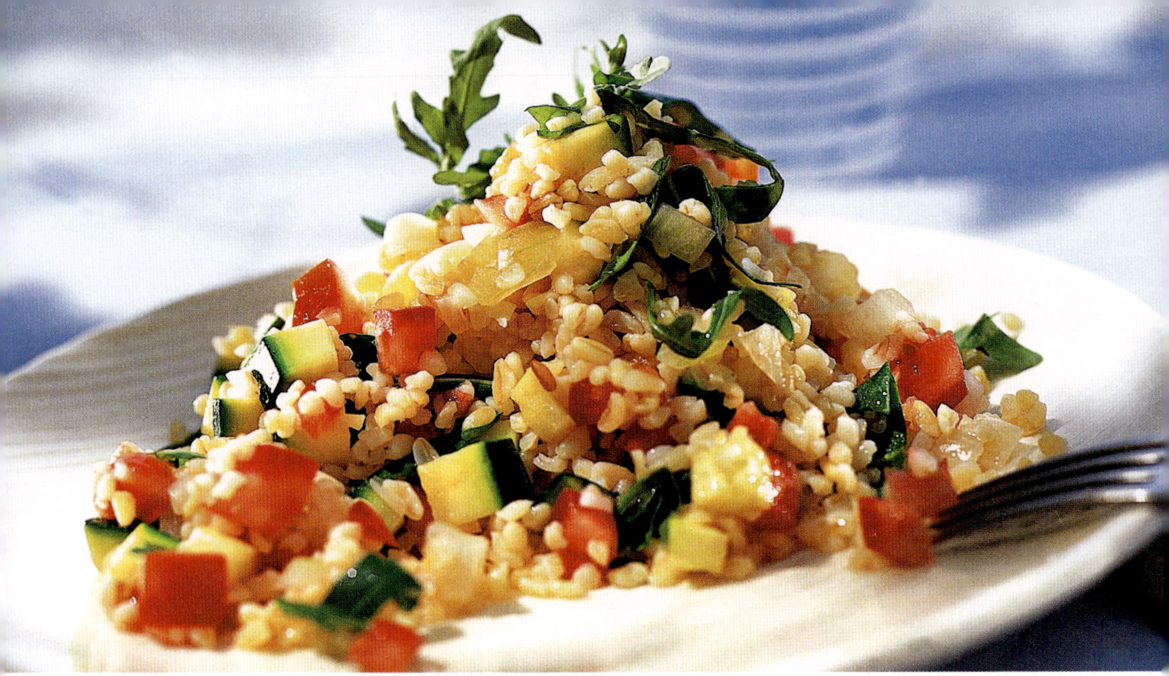

Bulgur ist geschliffener Weizen und gart sehr viel schneller als das ganze Korn. Zusammen mit Gemüse ergibt er ein sättigendes Gericht.

Bulgur mit Gemüse

Für 1 Portion
150 g Bulgur
1 Zwiebel
1 Tomate
1 Zucchini
1/8 l Gemüsebrühe
Saft von 1/2 Zitrone
Salz
Kresse oder Rucola

Gesamt:
2428 kJ/580 kcal, 19 g Eiweiß, 2 g Fett, 118 g Kohlenhydrate, 14 g Ballaststoffe, 0 mg Cholesterin

1. Den Bulgur in 225 Milliliter kochendes Wasser geben, aufkochen lassen und zugedeckt 15 Minuten ziehen lassen.
2. Die Zwiebel abziehen und klein würfeln. Die Tomate und die Zucchini waschen, putzen und in kleine Würfel schneiden.
3. Die Zwiebel ohne Fett andünsten. Die Tomate und die Zucchini zufügen und kurz mitdünsten.
4. Alles mit der Gemüsebrühe ablöschen und mit dem Zitronensaft würzen. Den gekochten Bulgur zugeben und mit Salz abschmecken.
5. Kresse oder Rucola fein schneiden und über das fertige Gericht streuen.

Zubereitungszeit: 30 Minuten

Italienische Kamutpfanne

1. Den Kamut über Nacht in kaltem Wasser einweichen.
2. Am nächsten Tag den abgetropften Kamut in der Gemüsebrühe in etwa 90 Minuten weich kochen.
3. Die Zwiebel abziehen, fein würfeln und ohne Fett andünsten. Die Tomaten zugeben und mitdünsten. Den gekochten Kamut zugeben und mit Kräutern würzen.

Zubereitungszeit: 1 Stunde 40 Minuten
+ 12 Stunden einweichen

INFO *Kamut ist eine Urform des Weizens, die von dem amerikanischen Farmer Bob Quinn wiederentdeckt und durch jahrelange Arbeit wieder kultivierbar gemacht wurde. Der Name leitet sich von dem ägyptischen Wort für Weizen ab. Das Getreide ist offiziell als neue Sorte anerkannt und sein Name als eingetragenes Markenzeichen gesetzlich geschützt.*

Für 1 Portion
70 g Kamut
3/4 l Gemüsebrühe
1 kleine Zwiebel
1/2 Dose stückige Tomaten
1 EL gehacktes Basilikum
1 EL tiefgefrorene italienische Kräuter

Gesamt:
1200 kJ/286 kcal, 13 g Eiweiß, 2 g Fett, 52 g Kohlenhydrate, 11 g Ballaststoffe, 0 mg Cholesterin

Dinkelpfanne

1. Den Dinkel über Nacht in kaltem Wasser einweichen.
2. Den Dinkel in dem Einweichwasser aufkochen und zugedeckt bei mittlerer Hitze in etwa 20 Minuten weich kochen.
3. Die Salatgurke waschen, schälen, längs halbieren, entkernen und in kleine Stücke schneiden. Die Zwiebel abziehen, fein würfeln und mit den Gurkenstücken ohne Fett andünsten.
4. Das Gemüse mit der Brühe ablöschen. Den gekochten Dinkel zugeben. Mit Dill, Salz und Pfeffer würzen und 5 Minuten durchziehen lassen.

Zubereitungszeit: 35 Minuten + 12 Stunden einweichen

Für 1 Portion
150 g Dinkel
100 g Salatgurke
1 kleine Zwiebel
1/8 l Gemüsebrühe
1 EL gehackter Dill
Salz, frisch gemahlener weißer Pfeffer

Gesamt:
2110 kJ/504 kcal, 18 g Eiweiß, 4 g Fett, 98 g Kohlenhydrate, 14 g Ballaststoffe, 0 mg Cholesterin

Hirsotto mit Gemüse

Für 1 Portion
50 ml trockener Riesling
150 ml Gemüsebrühe
2 Zwiebeln
100 g Hirse (evtl. geröstet)
1 Möhre
1 Zucchini
1/2 Dose stückige Tomaten
Salz, frisch gemahlener weißer Pfeffer
1 EL Zitronensaft

Gesamt:
2022 kJ/483 kcal, 16 g Eiweiß, 5 g Fett, 82 g Kohlenhydrate, 21 g Ballaststoffe, 0 mg Cholesterin

1. Den Wein mit der Gemüsebrühe erhitzen. 1 Zwiebel abziehen, fein würfeln und ohne Fett goldgelb dünsten. Die Hirse zugeben, mit der heißen Flüssigkeit aufgießen, aufkochen und zugedeckt bei schwacher Hitze 20 Minuten garen.
2. Die zweite Zwiebel abziehen und fein würfeln. Die Möhre schälen und in kleine Würfel schneiden. Die Zucchini waschen, putzen und in feine Streifen schneiden.
3. Die Zwiebel ohne Fett glasig dünsten, die Möhre zugeben und bei schwacher Hitze 5 Minuten dünsten. Die Zucchini und die Tomatenstücke zufügen und weitere 5 Minuten garen. Mit Salz, Pfeffer und Zitronensaft würzen.
4. Die Hirse und das Gemüse zusammen anrichten.

Zubereitungszeit: 45 Minuten

INFO *Studien haben bei dieser Art der Ernährung eine Reduktion von Entzündungsmarkern im Körper nachgewiesen.*

Gemüsepfeffertopf mit Gerste

Für 1 Portion
100 g Nacktgerste
1 Zwiebel
1 Möhre
10 Röschen Romanesco
1/2 l Gemüsebrühe
1/2 Bund Petersilie
1/2 TL grüner Pfeffer

1. Die Gerste über Nacht in kaltem Wasser einweichen.
2. Am nächsten Tag die Gerste im Einweichwasser aufkochen und bei mittlerer Hitze in etwa 80 Minuten weich kochen.
3. Die Zwiebel abziehen und fein würfeln. Die Möhre schälen und klein schneiden. Den Romanesco nach Bedarf putzen.
4. Die Gemüsebrühe erhitzen und das Gemüse darin in etwa 10 Minuten weich kochen.

5. Die Petersilie waschen, trocken schütteln, die Blätter abzupfen und fein hacken. Zusammen mit dem grünen Pfeffer und der Gerste unter das Gemüse mischen.

Gesamt:
1794 kJ/428 kcal, 20 g Eiweiß, 3 g Fett, 78 g Kohlenhydrate, 21 g Ballaststoffe, 0 mg Cholesterin

Zubereitungszeit: 1 Stunde 30 Minuten
+ 12 Stunden einweichen

TIPP *Statt Petersilie können Sie auch beliebig andere Kräuter nehmen.*

Gemüsecurry mit Hirse

1. Die Zwiebel abziehen, in feine Würfel schneiden und ohne Fett andünsten.
2. Die Hirse zugeben und etwa 3 Minuten mitdünsten. Mit Gemüsebrühe ablöschen, einmal aufkochen und zugedeckt etwa 15 Minuten bei schwacher Hitze garen lassen.
3. In der Zwischenzeit die Möhre schälen und klein schneiden. Zusammen mit dem Blumenkohl zur Hirse geben und für weitere 15 Minuten mitkochen. Das Gericht mit Currypulver würzen und die Petersilie untermischen.

Für 1 Portion
1/2 Zwiebel
80 g Hirse
1/2 l Gemüsebrühe
1 Möhre
3 Röschen Blumenkohl
Currypulver
2 EL frisch gehackte Petersilie

Gesamt:
1491 kJ/357 kcal, 15 g Eiweiß, 4 g Fett, 63 g Kohlenhydrate, 20 g Ballaststoffe, 0 mg Cholesterin

Zubereitungszeit: 40 Minuten

Gemüsecurry siehe S. 105

Kartoffelgulasch

Für 1 Portion
200 g kleine festkochende Kartoffeln
1/8 l Gemüsebrühe
1 kleine Zwiebel
1 Knoblauchzehe
1 Möhre
je 1/2 gelbe und rote Paprikaschote
1 Bund Frühlingszwiebeln
1/2 Dose stückige Tomaten
1 Lorbeerblatt
Salz, frisch gemahlener Pfeffer
Rosenpaprika

Gesamt:
1042 kJ/248 kcal, 9 g Eiweiß, 2 g Fett, 47 g Kohlenhydrate, 16 g Ballaststoffe, 0 mg Cholesterin

1. Kartoffeln waschen, schälen, längs vierteln und in der Brühe 15 Minuten kochen. Zwiebel und Knoblauch abziehen und fein würfeln. Gemüse waschen und putzen. Möhre klein würfeln, Paprikaschoten in feine Streifen und Frühlingszwiebeln in feine Ringe schneiden.
2. Die Zwiebel- und Möhrenwürfel ohne Fett andünsten und mit den Tomaten ablöschen. Das Lorbeerblatt zugeben und mit Salz, Pfeffer und Rosenpaprika würzen. Aufkochen lassen, die Hitze reduzieren und 5 Minuten leicht kochen lassen.
3. Die Paprikastreifen und die Kartoffeln zugeben und weitere 5 Minuten mitgaren. Die Frühlingszwiebelringe 1 Minute vor dem Servieren unter das Gulasch rühren.

Zubereitungszeit: 30 Minuten

Würziger Möhrenreis

Für 1 Portion
1/2 l Hühnerbrühe oder Gemüsebrühe
1 Zwiebel
1 Kardamomkapsel
1 Gewürznelke
1 Stück Zimtstange (etwa 1 cm)
125 g Vollkornreis
1 Lorbeerblatt
Salz
100 g Möhren
1 Frühlingszwiebel

1. Die Brühe erhitzen. Die Zwiebel abziehen und fein würfeln.
2. Die Zwiebel in einem Topf ohne Fett andünsten. Kardamom, Nelke und Zimt zufügen und kurz mitrösten. Den Reis unter die Gewürze rühren. Die heiße Brühe angießen, das Lorbeerblatt zufügen, leicht salzen und den Reis zugedeckt etwa 35 Minuten bei schwacher Hitze leicht kochen lassen.

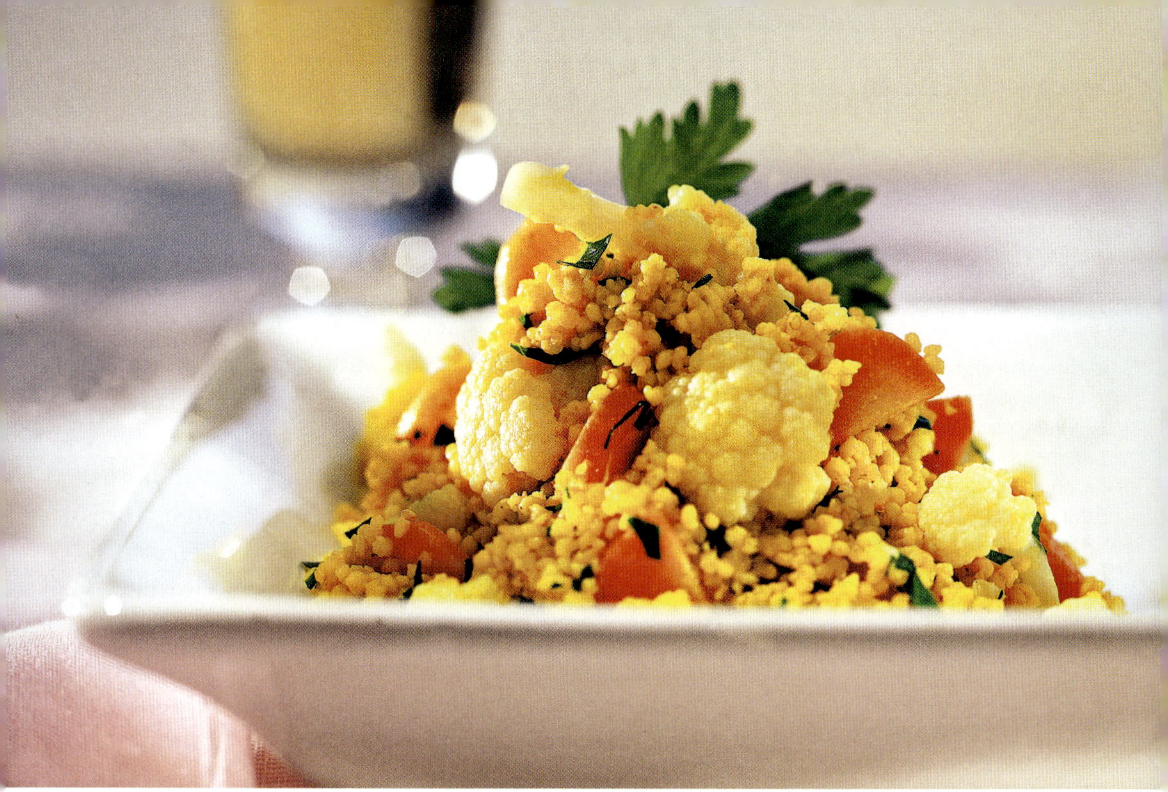

3. Die Möhren schälen und in feine Stifte schneiden. Zum Reis geben und für weitere 10 Minuten mitgaren.
4. Die Frühlingszwiebel waschen, putzen und schräg in feine Ringe schneiden. Unter den fertigen Reis mengen und diesen zugedeckt noch einige Minuten ziehen lassen.

Zubereitungszeit: 50 Minuten

Wer keinen frischen Blumenkohl bekommt, kann auch tiefgefrorenen für das Gemüsecurry verwenden.

Gesamt:
2068 kJ/493 kcal, 12 g Eiweiß, 3 g Fett, 97 g Kohlenhydrate, 6 g Ballaststoffe, 0 mg Cholesterin

Radicchiosalat mit Grünkern

Für 1 Portion
50 g Grünkern
1 Zwiebel
1/4 l heiße Gemüsebrühe
je 1/4 gelbe und rote Paprikaschote
1 Frühlingszwiebel
1 kleiner Kopf Radicchio
1 EL Balsamicoessig
Zitronensaft
Salz, frisch gemahlener Pfeffer
1 EL Olivenöl
1 Knoblauchzehe
1 TL frischer Thymian
1 EL frisches Basilikum

Gesamt:
1341 kJ/320 kcal, 9 g Eiweiß, 12 g Fett, 42 g Kohlenhydrate, 9 g Ballaststoffe, 0 mg Cholesterin

Nach Belieben können auch noch frische Champignons zur Gemüsepaella gegeben werden.

1. Den Grünkern über Nacht in kaltem Wasser einweichen.
2. Die Zwiebel abziehen, fein würfeln und ohne Fett andünsten. Den abgetropften Grünkern zufügen, unterrühren und 2 Minuten mitrösten. Die heiße Brühe angießen, aufkochen und Grünkern auf dem abgeschalteten Herd zugedeckt 10 Minuten quellen lassen.
3. Die Paprikaschoten nach Bedarf putzen und in Streifen schneiden. Die Frühlingszwiebel waschen und schräg in Ringe schneiden. Den Radicchio waschen und in feine Streifen schneiden.
4. Die Paprikastreifen und Frühlingszwiebel zu dem Grünkern geben und für weitere 5 Minuten mitgaren.
5. Essig, Zitronensaft, Salz und Pfeffer gut verrühren und das Öl unterschlagen. Den Knoblauch abziehen, zerdrücken und mit dem Thymian unter die Soße rühren. Den Radicchio zum Grünkern geben und mit der Soße mischen. Mit Basilikum garnieren.

Zubereitungszeit: 35 Minuten + 12 Stunden einweichen

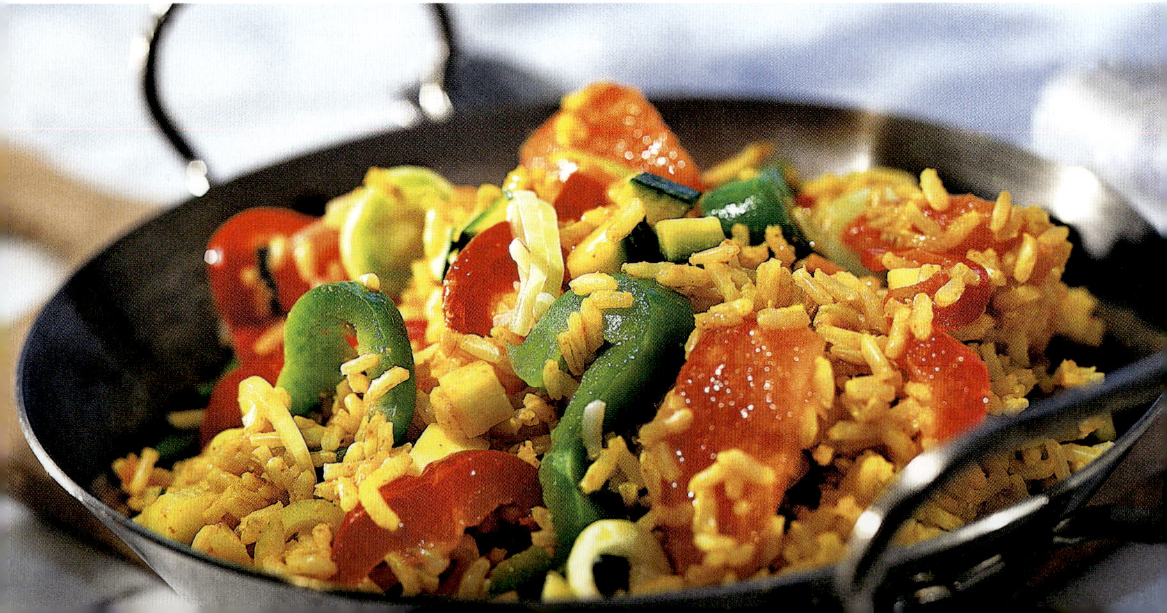

Gemüserisotto Stufe 2

1. Die Zwiebel abziehen, klein würfeln und ohne Fett dünsten. Den Reis zugeben, kurz mitdünsten und mit dem Wein ablöschen.
2. Nach und nach die Brühe unter Rühren zufügen. Risotto 80 Minuten bei schwacher Hitze leicht kochen lassen. (Bei Bedarf noch mehr Brühe zugießen.)
3. Das Gemüse putzen, evtl. zerkleinern, zum Reis geben und alles zusammen weitere 10 Minuten leicht kochen lassen, bis das Gemüse weich ist. Zum Schluss die Kräuter unterrühren.

Zubereitungszeit: 1 Stunde 45 Minuten

Für 1 Portion
1 Zwiebel
125 g Vollkornrisottoreis
50 ml trockener Riesling
1/2 l heiße Gemüsebrühe
100 g Möhren, Spinat oder Champignons
50 g Petersilie oder Basilikum

Gesamt:
2147 kJ/512 kcal, 14 g Eiweiß, 3 g Fett, 97 g Kohlenhydrate, 6 g Ballaststoffe, 0 mg Cholesterin

Gemüsepaella

1. Den Reis nach Packungsangabe weich kochen. Zwiebel und Knoblauch abziehen und fein würfeln.
2. Das Gemüse waschen und putzen. Die Möhre und die Zucchini in kleine Würfel, die Paprikaschoten in schmale Streifen schneiden. Den Porree in Ringe schneiden. Die Tomaten kreuzweise einschneiden, mit heißem Wasser überbrühen, häuten, Stielansätze entfernen und das Fruchtfleisch achteln.
3. Zwiebel, Knoblauch, Möhre, Zucchini und Paprika kurz andünsten. Mit Brühe ablöschen. Mit Salz, Pfeffer und Currypulver würzen und 10 Minuten dünsten.
4. Porree, Tomate und Reis untermengen und zugedeckt bei schwacher Hitze 5 Minuten durchziehen lassen.

Zubereitungszeit: 30 Minuten

Für 1 Portion
100 g Naturreis
1 kleine Zwiebel
1 Knoblauchzehe
1 Möhre
1 kleine Zucchini
je 1/2 grüne und rote Paprikaschote
1/2 Stange Porree
2 Tomaten
1/8 l Gemüsebrühe
Salz, frisch gemahlener Pfeffer
1 TL Currypulver

Gesamt:
2060 kJ/491 kcal, 16 g Eiweiß, 4 g Fett, 95 g Kohlenhydrate, 16 g Ballaststoffe, 0 mg Cholesterin

Spinatgnocchi

Für 1 Portion
250 g mehligkochende Kartoffeln
100 g tiefgekühlten Blattspinat
100 g Weizenvollkornmehl
1 TL Salz
1 Prise frisch gemahlener Pfeffer
1/2 TL frisch geriebene Muskatnuss

Gesamt:
2006 kJ/479 kcal, 18 g Eiweiß, 3 g Fett, 93 g Kohlenhydrate, 17 g Ballaststoffe, 0 mg Cholesterin

1. Die Kartoffeln waschen, schälen, in Salzwasser weich kochen, abgießen und noch heiß durch eine Kartoffelpresse drücken.
2. Den Spinat in etwas Wasser dünsten, bis er aufgetaut ist, ausdrücken und zu den Kartoffeln geben.
3. Das Mehl zu der Kartoffel-Spinat-Masse geben. Mit Salz, Pfeffer und Muskatnuss würzen.
4. Den Teig auf einer bemehlten Arbeitsfläche zu einer Rolle von 3 Zentimeter Durchmesser formen und in 1–2 Zentimeter dicke Scheiben schneiden. Mit einer Gabel etwas eindrücken.
5. In einem Topf Salzwasser aufkochen, die Gnocchi hineinlegen, die Hitze reduzieren und die Gnocchi in 4 Minuten gar ziehen lassen. Sie sind gar, wenn sie an die Wasseroberfläche aufsteigen. Mit einem Schaumlöffel herausheben.

Zubereitungszeit: 50 Minuten

TIPP *Dazu schmeckt die Tomaten-Zucchini-Soße (siehe nächstes Rezept).*

Tomaten-Zucchini-Soße

Für 1 Portion
1 kleine Zwiebel
1 Möhre
1 kleine Zucchini
1/2 Dose stückige Tomaten
3 Stängel Petersilie
1 EL frisches Basilikum
Salz, Cayennepfeffer

1. Die Zwiebel abziehen und fein würfeln. Die Möhre und die Zucchini waschen, putzen und in kleine Würfel schneiden.
2. Zwiebel, Möhre und Zucchini ohne Fett kurz andünsten und mit den Tomaten ablöschen. 20 Minuten bei schwacher Hitze leicht kochen lassen, dabei mehrmals umrühren.

3 Die Kräuter waschen, trocken schütteln und fein hacken. Die Gemüsesoße mit Salz und Cayennepfeffer würzen. Die Kräuter unterrühren.

Gesamt:
365 kJ/87 kcal, 5 g Eiweiß, 1 g Fett, 13 g Kohlenhydrate, 7 g Ballaststoffe, 0 mg Cholesterin

Zubereitungszeit: 35 Minuten

TIPP *Die Tomatensoße darf auch längere Zeit bei geringer Hitze garen, so schmeckt sie noch würziger.*

Gemüse-Couscous-Pfanne

Für 1 Portion
100 g Möhren
1 Zwiebel
1/2 Dose stückige Tomaten
1/4 l Gemüsebrühe
Salz, Pfeffer
40 g Couscous (oder Quinoa)
Kresse nach Geschmack

1 Die Möhren waschen, schälen und in kleine Stücke schneiden. Die Zwiebel abziehen und würfeln.
2 Die Möhren- und Zwiebelstücke in einer Pfanne ohne Fett andünsten. Die Tomaten und die Gemüsebrühe angießen und mit Salz und Pfeffer würzen.
3 Den Couscous zugeben, aufkochen, die Hitze reduzieren und das Getreide 15 Minuten bei schwacher Hitze quellen lassen.
4 Etwas Kresse über das Gericht streuen.

Zubereitungszeit: 30 Minuten

Gesamt:
883 kJ/210 kcal, 10 g Eiweiß, 3 g Fett, 36 g Kohlenhydrate, 8 g Ballaststoffe, 0 mg Cholesterin

Die frische Kresse gibt der Gemüse-Couscous-Pfanne eine leicht scharfe Note.

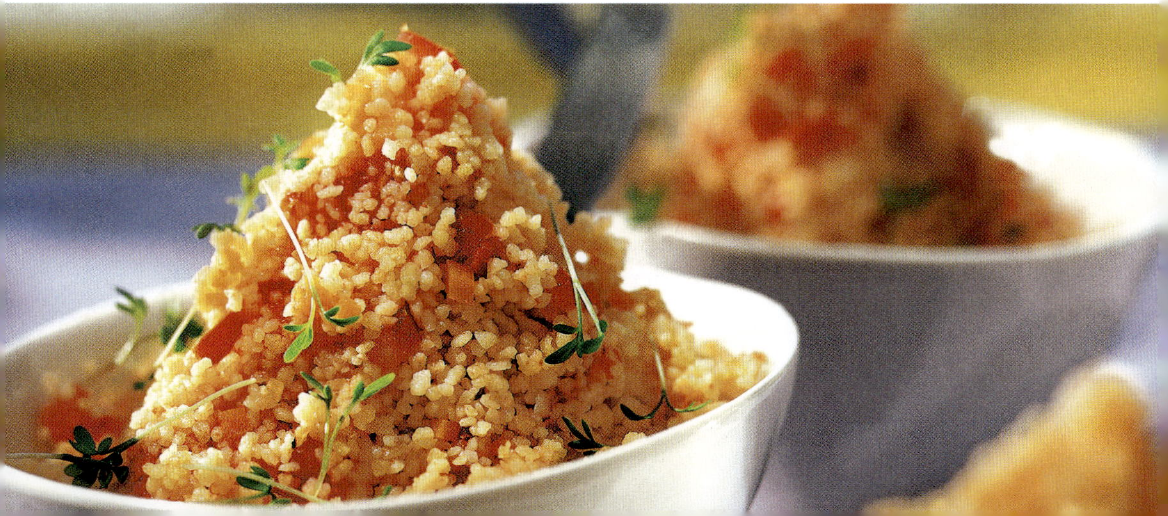

Kartoffelrösti mit Salat

Für 1 Portion
300 g mehligkochende Kartoffeln
1 Zwiebel
Salz, frisch gemahlener Pfeffer
50 g Blattsalat (z. B. Eisbergsalat, Radicchio oder Feldsalat)
1 EL Balsamicoessig
1 EL Olivenöl
1 EL Kresse

Gesamt:
1291 kJ/309 kcal, 7 g Eiweiß, 11 g Fett, 44 g Kohlenhydrate, 7 g Ballaststoffe, 0 mg Cholesterin

1. Die Kartoffeln waschen, schälen und grob reiben. Die Zwiebel abziehen, fein reiben und mit den Kartoffeln vermengen. Salzen und pfeffern.
2. Eine beschichtete Pfanne erhitzen und das Kartoffel-Zwiebel-Gemisch ohne Fett darin bei mittlerer Hitze etwa 10 Minuten von einer Seite anbraten. Die Rösti wenden, dabei die Kartoffeln vorsichtig vom Pfannenrand und Boden lösen, in den Deckel gleiten lassen und umgedreht in die Pfanne zurückgeben. Auch von dieser Seite 10 Minuten braten.
3. Den Salat waschen. Radicchio oder Eisbergsalat fein reißen, Feldsalat ganz lassen.
4. Aus Essig, Salz, Pfeffer und Öl ein Dressing rühren, über den Salat geben und mit Kresse garnieren.

Zubereitungszeit: 40 Minuten

Bulgur mit Spinat

Für 1 Portion
100 g Bulgur
Salz
150 g tiefgekühlter Spinat
100 ml Gemüsebrühe
1 Lorbeerblatt
1/4 TL Kreuzkümmel
1/4 TL Koriandersamen
1/2 TL Kurkumapulver
1/4 TL Chiligewürz
Salz, frisch gemahlener Pfeffer
1/2 EL gehackte Minze

Gesamt:
1496 kJ/357 kcal, 14 g Eiweiß, 1 g Fett, 70 g Kohlenhydrate, 11 g Ballaststoffe, 0 mg Cholesterin

1. In einem Topf 150 Milliliter Wasser aufkochen, salzen und den Bulgur einrühren. Den Topf vom Herd nehmen und den Bulgur zugedeckt 15 Minuten ausquellen lassen.
2. Den Spinat mit Gemüsebrühe, Lorbeerblatt, Kreuzkümmel und Koriandersamen bei schwacher Hitze langsam auftauen lassen. Das Kurkumapulver und das Chiligewürz unterrühren, mit Salz und Pfeffer würzen und alles 5 Minuten bei schwacher Hitze leicht kochen lassen.
3. Den Bulgur unter den Spinat mischen und mit der Minze bestreuen.

Zubereitungszeit: 25 Minuten

Gefüllter Fenchel mit Kartoffelpüree

Für 1 Portion
1 mittelgroße Fenchelknolle
1/4 rote Paprikaschote
Salz, frisch gemahlener Pfeffer
200 g Kartoffeln
1 TL Butter
1 Prise frisch geriebene Muskatnuss
Fett für die Form

Gesamt:
962 kJ/231 kcal, 8 g Eiweiß, 5 g Fett, 36 g Kohlenhydrate, 13 g Ballaststoffe, 12 mg Cholesterin

1. Den Fenchel waschen, putzen, das Fenchelgrün beiseitelegen und die Knolle längs halbieren. Die Fenchelhälften in 150 Milliliter Wasser 10–15 Minuten bissfest garen. Die Hälften aus der Flüssigkeit heben und diese aufbewahren. Jede Fenchelhälfte von der Schnittseite her so aushöhlen, dass sie nicht auseinanderfällt. Das ausgehöhlte Fenchelfleisch sehr fein würfeln.
2. Den Backofen auf 200 °C (Umluft 180 °C) vorheizen. Eine Auflaufform fetten.
3. Die Paprikaschote waschen und klein schneiden. Die Fenchelwürfel mit den Paprikastücken mischen, mit wenig Salz und Pfeffer würzen und in die Fenchelknollen füllen. Das Gemüse in die Auflaufform setzen, das Fenchelkochwasser zugießen und das Gemüse 20–30 Minuten im Ofen garen.
4. Inzwischen die Kartoffeln waschen, schälen und in wenig Salzwasser in etwa 20 Minuten weich kochen. Die Kartoffeln herausheben und das Kartoffelwasser aufbewahren. Die Kartoffeln pürieren und mit der Butter und etwas Kartoffelkochwasser geschmeidig rühren. Mit Muskatnuss würzen und etwas Fenchelgrün untermengen.

Fenchel lindert Magenschmerzen und macht die Nahrung bekömmlicher.

Zubereitungszeit:
1 Stunde 15 Minuten

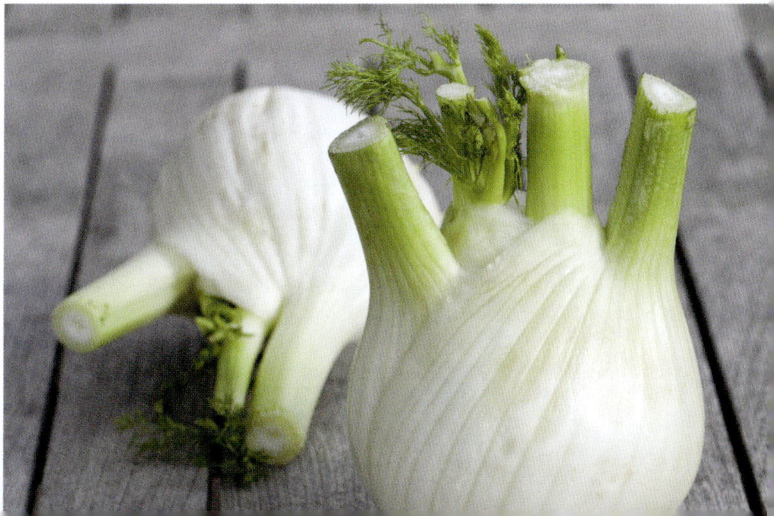

Buchweizen mit Gemüse

Für 1 Portion
80 g Buchweizen
1/2 l Gemüsebrühe
1 kleine Zwiebel
1 kleine Möhre
1/2 Kohlrabi
1 EL frische Kräuter (z. B. Basilikum, Petersilie, Kerbel)
Salz

Gesamt:
1427 kJ/340 kcal, 12 g Eiweiß, 2 g Fett, 67 g Kohlenhydrate, 9 g Ballaststoffe, 0 mg Cholesterin

1. Den Buchweizen in der Gemüsebrühe aufkochen und auf Warmhaltestufe 10 Minuten quellen lassen.
2. In der Zwischenzeit die Zwiebel abziehen und fein würfeln. Die Möhre und den Kohlrabi putzen und klein schneiden. Die Zwiebel ohne Fett andünsten. Die Möhre und den Kohlrabi zugeben und 2 Minuten mitdünsten.
3. Das Gemüse unter die Buchweizengrütze mischen. Mit Kräutern und Salz nach Bedarf abschmecken.

Zubereitungszeit: 25 Minuten

Dinkel mit Chicorée

Für 1 Portion
90 g Dinkel
200 ml Gemüsebrühe
130 g Chicorée
1 TL Butter
1/2 Mandarine

Gesamt:
1553 kJ/370 kcal, 12 g Eiweiß, 7 g Fett, 64 g Kohlenhydrate, 11 g Ballaststoffe, 12 mg Cholesterin

1. Den Dinkel in der Gemüsebrühe über Nacht einweichen.
2. Den Dinkel in der Brühe 30 Minuten kochen und etwa 25 Minuten nachquellen lassen.
3. Den Chicorée putzen und stückeln. Die Butter erhitzen und den Chicorée darin etwa 5 Minuten dünsten.
4. Die Mandarine schälen. Mit dem Chicorée unter den Dinkel mischen.

Zubereitungszeit: 1 Stunde
+ 12 Stunden einweichen

TIPP *Zum Einweichen von Dinkel rechnet man gut die doppelte Menge an Flüssigkeit. Die Garzeit von eingeweichtem Dinkel beträgt dann etwa 1 Stunde.*

Zucchini-Reis-Salat

1. Den Reis mit Wein und Brühe einmal aufkochen, die Hitze reduzieren und zugedeckt 20 Minuten bei schwacher Hitze leicht kochen lassen.
2. Die Zucchini waschen, putzen und klein würfeln. 3 Minuten vor Ende der Garzeit zum Reis geben.
3. Mit der Sojasoße und evtl. etwas Salz abschmecken. 30 Minuten abkühlen lassen und zwischendurch nochmals umrühren.

Zubereitungszeit: 35 Minuten + 30 Minuten abkühlen

Für 1 Portion
80 g Vollkornreis
1 EL trockener Riesling
200 ml Gemüsebrühe
150 g Zucchini
1–2 EL Sojasoße
Salz

Gesamt:
1421 kJ/339 kcal, 11 g Eiweiß, 3 g Fett, 65 g Kohlenhydrate, 4 g Ballaststoffe, 0 mg Cholesterin

Gerstenteller mit Kresse

1. Die Gerste in der Brühe aufkochen und bei schwacher Hitze 25 Minuten ausquellen lassen.
2. Die Frühlingszwiebeln waschen, in Ringe schneiden und ohne Fett kurz dünsten. Den Knoblauch abziehen und klein schneiden. Die Kresse abschneiden.
3. Frühlingszwiebel, Kresse und Knoblauch unter die Gerste rühren, salzen und pfeffern.

Zubereitungszeit: 30 Minuten

Für 1 Portion
80 g geschrotete Gerste
400 ml Gemüsebrühe
2 Frühlingszwiebeln
Knoblauch nach Belieben
1/2 Kästchen Kresse
Salz, frisch gemahlener Pfeffer

Gesamt:
1202 kJ/287 kcal, 10 g Eiweiß, 2 g Fett, 56 g Kohlenhydrate, 10 g Ballaststoffe, 0 mg Cholesterin

Kräuter-Salatsoße

Für 1 Portion
2 EL Balsamicoessig
1/8 l Gemüsebrühe
Salz, frisch gemahlener Pfeffer
2 EL klein geschnittene Kräuter (z. B. Petersilie, Basilikum, Dill, Schnittlauch)
2 TL kalt gepresstes Olivenöl

Gesamt:
436 kJ/104 kcal, 1 g Eiweiß, 10 g Fett, 1 g Kohlenhydrate, 1 g Ballaststoffe, 0 mg Cholesterin

1. Den Essig mit der Brühe verrühren, salzen, pfeffern und die Kräuter einrühren.
2. Das Öl unter Rühren einlaufen lassen.

Zubereitungszeit: 5 Minuten

TIPP *Diese Salatsoße eignet sich für jeden Salat. Praktisch ist es, alle Zutaten in einem Schraubglas zu mischen. Im Kühlschrank hält sich die Soße 3–4 Tage frisch.*

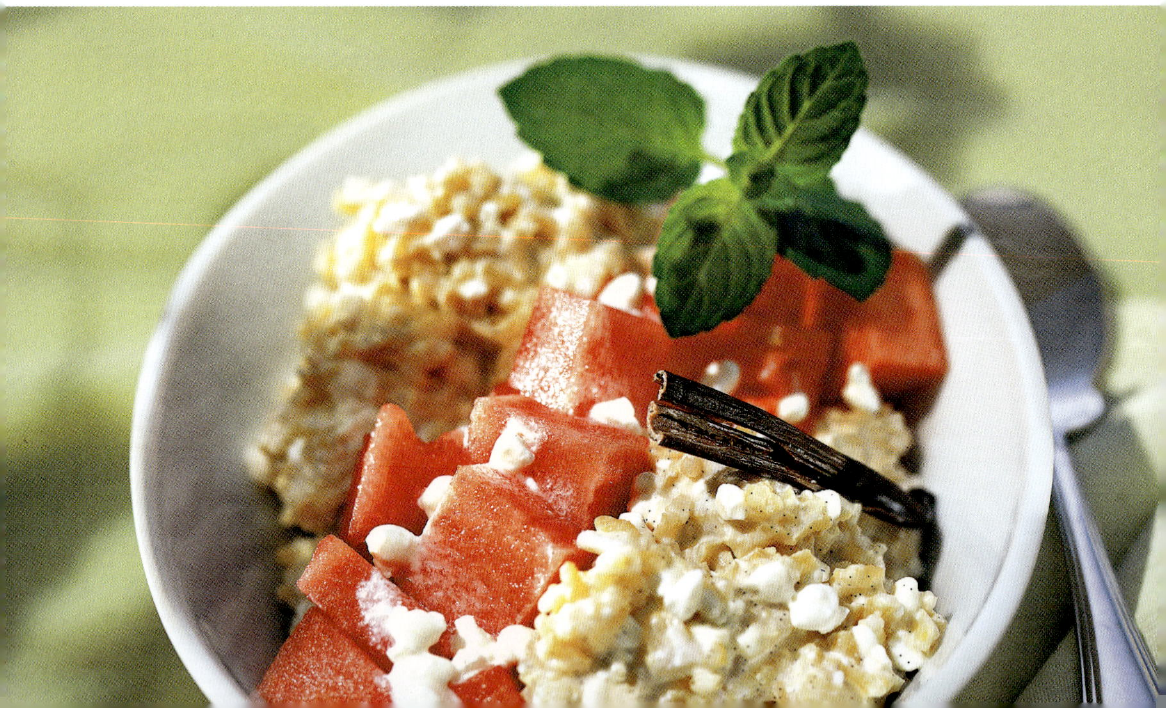

DRITTE STUFE - ÜBERGANGSKOST

Es wird immer besser! Nun erweitern Salate, Milchprodukte und weitere Nahrungsmittel die Palette der Möglichkeiten und lassen den Speiseplan immer abwechslungsreicher werden. Beachten Sie: Wann immer es dem Bauch schlechter geht, wenn es im Leib laut wird, stark bläht oder schmerzt, sollten Sie auf die erste Stufe der Ernährung zurückgehen.

Müsli mit Obst

1. Den Roggen über Nacht in kaltem Wasser einweichen.
2. Die Banane schälen und in kleine Stücke schneiden. Den Zitronensaft nach Bedarf mit Sirup süßen und über die Banane gießen.
3. Die Nüsse klein hacken, mit wenig Zimtpulver mischen und zum Obst geben.
4. Den gequollenen Roggen mit dem Obst und dem Magerquark mischen.

Zubereitungszeit: 10 Minuten
+ 12 Stunden einweichen

Für 1 Portion
4 EL geschroteter Roggen
1 Banane
1 EL Zitronensaft
etwas Reis- oder Ahornsirup
1 EL Nüsse
1 Messerspitze Zimt
100 g Magerquark

Gesamt:
1662 kJ/397 kcal, 21 g Eiweiß, 6 g Fett, 62 g Kohlenhydrate, 10 g Ballaststoffe, 1 mg Cholesterin

Nach Belieben kann der süße Reis (Rezept siehe nächste Seite) anstelle mit Wassermelone auch mit Banane oder einem fein geriebenen Apfel variiert werden.

Süßer Reis mit Wassermelone

Für 1 Portion
80 g Naturreis
1 EL Sahne
1 längs aufgeschnittene Vanilleschote
etwas Reis- oder Ahornsirup
150 g Wassermelone
1–2 EL körniger Frischkäse
1 EL Buttermilch

Gesamt:
1755 kJ/418 kcal, 11 g Eiweiß, 8 g Fett, 74 g Kohlenhydrate, 2 g Ballaststoffe, 22 mg Cholesterin

❶ Den Reis mit 200 Milliliter Wasser, Sahne und der Vanilleschote zum Kochen bringen und bei mittlerer Hitze nach Packungsanleitung in etwa 40 Minuten weich kochen. Den Topf vom Herd nehmen und den Reis in 20 Minuten ausquellen lassen. Den Reis mit etwas Sirup süßen.
❷ Die Wassermelone schälen und von den Kernen befreien. Das Fruchtfleisch würfeln und zusammen mit dem körnigen Frischkäse und der Buttermilch mischen.
❸ Das Obst unter den abgekühlten Reis mischen.

Zubereitungszeit: 1 Stunde

INFO *Körniger Frischkäse ist vielen auch als »Hüttenkäse« bekannt, einem Namen, den eine Molkerei ihrem eigenen Produkt gab. Zur Herstellung dieses Käses wird Milch gesäuert (dickgelegt), in Körnergröße geschnitten, erwärmt – wodurch die Bruchkörner fest werden – und wieder abgekühlt.*

Gemüse-Reis-Suppe Stufe 3

Für 1 Portion
1 kleine Zwiebel
1 Knoblauchzehe
1/2 Stange Porree
1 Möhre
1 Tomate oder
1/2 Dose stückige Tomaten
2 EL Olivenöl
1/2 l Gemüsebrühe
100 g Vollkornreis
3 Stängel Petersilie
etwas Basilikum
Salz

❶ Die Zwiebel abziehen und in feine Ringe schneiden. Den Knoblauch abziehen und fein hacken. Den Porree waschen, putzen und in feine Ringe schneiden. Die Möhre und die Tomate waschen, putzen und in Würfel schneiden.
❷ Das Öl erhitzen und die Zwiebel und den Knoblauch darin andünsten. Mit der Gemüsebrühe ablöschen, den Reis zugeben und 20 Minuten kochen.
❸ Die Möhre zugeben und bei schwacher Hitze etwa 20 Minuten kochen lassen, bis alles gar ist.

4. Die Petersilie und das Basilikum waschen, trocken schütteln, die Blätter abzupfen und fein hacken.
5. Tomatenstücke, Porree und Kräuter zur Suppe geben, noch einmal aufwallen lassen und mit Salz abschmecken.

Zubereitungszeit: 1 Stunde 10 Minuten

Gesamt:
2596 kJ/619 kcal, 13 g Eiweiß, 23 g Fett, 88 g Kohlenhydrate, 10 g Ballaststoffe, 0 mg Cholesterin

Grünkerncremesuppe

Für 1 Portion
60 g grob geschroteter Grünkern
1 Zwiebel
1 EL Butter
1/2 l Gemüsebrühe
1 EL Sonnenblumenkerne
50 ml trockener Riesling
2 EL Sahne

1. Den Grünkern über Nacht in kaltem Wasser einweichen.
2. Die Zwiebel abziehen und fein würfeln.
3. Die Butter erhitzen und die Zwiebel darin andünsten. Mit der Brühe ablöschen. Den abgetropften Grünkern zugeben und unter ständigem Rühren in 10–15 Minuten weich kochen.
4. Die Sonnenblumenkerne in einer Pfanne ohne Fett rösten.
5. Den Wein und die Sahne in die Suppe rühren und die Sonnenblumenkerne darüberstreuen.

Zubereitungszeit: 30 Minuten
+ 12 Stunden einweichen

Gesamt:
2035 kJ/485 kcal, 12 g Eiweiß, 25 g Fett, 44 g Kohlenhydrate, 8 g Ballaststoffe, 57 mg Cholesterin

Tomatensuppe

Für 1 Portion
1/4 Gemüsezwiebel
1 TL Olivenöl
1 TL Tomatenmark
1/4 l Gemüsebrühe
1/2 Dose stückige Tomaten
Salz, Pfeffer
1/2 Bund Basilikum
1 Tomate
30 g Sahne

Gesamt:
839 kJ/200 kcal, 5 g Eiweiß, 15 g Fett, 10 g Kohlenhydrate, 3 g Ballaststoffe, 33 mg Cholesterin

1. Die Gemüsezwiebel abziehen und klein schneiden.
2. Das Öl erhitzen und die Zwiebel darin andünsten. Das Tomatenmark einrühren, mit der Brühe und den Tomatenstücken ablöschen. Unter häufigem Rühren etwa 10 Minuten bei schwacher Hitze leicht kochen lassen und mit Salz und Pfeffer würzen.
3. Das Basilikum waschen und bis auf einige Blättchen zum Garnieren fein schneiden. Die Tomate waschen, putzen und das Fruchtfleisch in Stücke schneiden.
4. Die Sahne, die frischen Tomatenstücke und das geschnittene Basilikum in die Suppe rühren. Die Suppe mit den restlichen Basilikumblättern garnieren.

Zubereitungszeit: 30 Minuten

Kartoffelsuppe Stufe 3

Für 1 Portion
400 g Kartoffeln
1 Möhre
1 Stück Knollensellerie (etwa 50 g)
1 Zwiebel
1 EL Olivenöl
1/2 l Gemüsebrühe
Majoran
1/2 Stange Porree
3 Stängel Petersilie
Salz, frisch gemahlener Pfeffer
2 EL Sahne

Gesamt:
2150 kJ/513 kcal, 14 g Eiweiß, 21 g Fett, 65 g Kohlenhydrate, 16 g Ballaststoffe, 33 mg Cholesterin

1. Kartoffeln, Möhre und Sellerie waschen, schälen und klein schneiden. Die Zwiebel abziehen und würfeln.
2. Das Olivenöl erhitzen und die Kartoffeln und die Zwiebel darin andünsten. Mit der Gemüsebrühe ablöschen. Die Möhre und den Sellerie zugeben und alles mit Majoran würzen. Das Gemüse in etwa 20 Minuten weich kochen.
3. Den Porree waschen, putzen und in Ringe schneiden. Die Petersilie waschen, trocken schütteln, die Blätter abzupfen und fein hacken. Beides zur Suppe geben.
4. Die Suppe salzen, pfeffern und die Sahne einrühren.

Zubereitungszeit: 40 Minuten

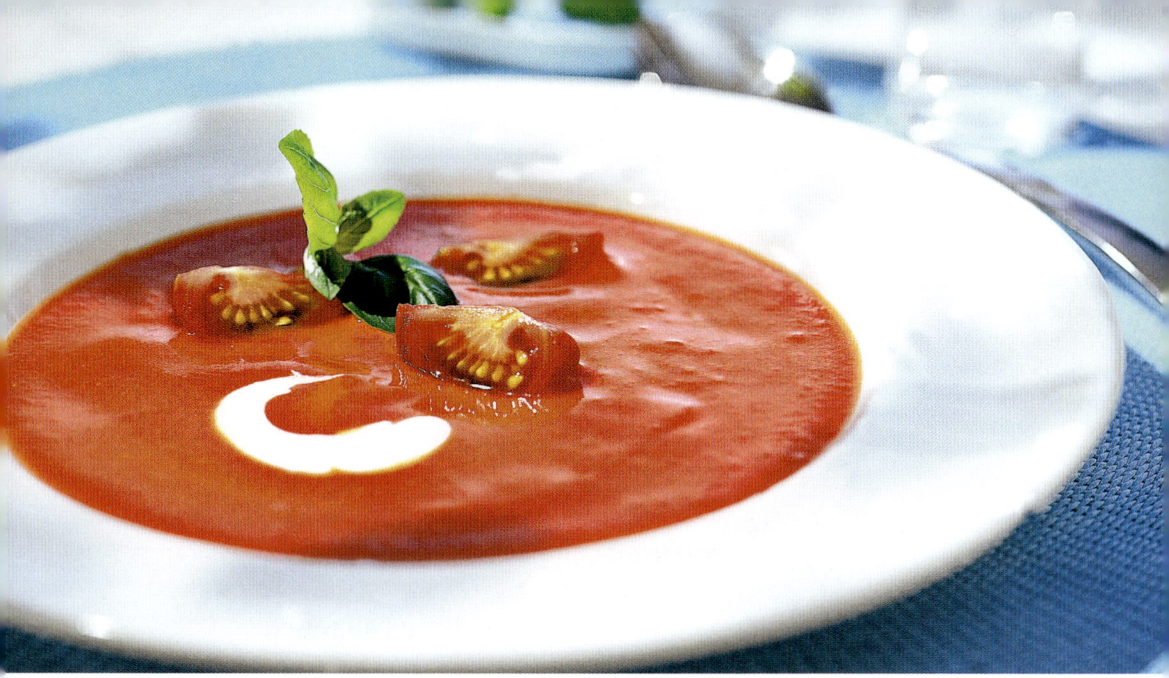

↺ *Olivenöl, Sahne und Basilikum geben der cremigen Tomatensuppe eine köstliche Note.*

Gemüse-Gersten-Suppe

❶ Frischen Blumenkohl in wenig Wasser bissfest kochen, tiefgekühlten Blumenkohl in wenig heißem Wasser auftauen lassen. Die Zwiebel abziehen und würfeln.

❷ Die Butter in einem Topf erhitzen und die Zwiebel darin goldgelb dünsten. Den Gerstenschrot zugeben und unter Rühren anrösten. Mit Gemüsebrühe ablöschen, aufkochen lassen und die Gerste zugedeckt bei schwacher Hitze in 5 Minuten ausquellen lassen.

❸ Die Petersilie waschen, trocken schütteln, die Blätter abzupfen und fein hacken.

❹ Den Blumenkohl und die Petersilie zur Suppe geben. Die Sahne einrühren und mit Salz, Pfeffer und Muskatnuss würzen.

Zubereitungszeit: 30 Minuten

Für 1 Portion

100 g frische oder tiefgekühlte Blumenkohlröschen
1 Zwiebel
1 EL Butter
60 g grob geschrotete Gerste
1/2 l Gemüsebrühe
3 Stängel Petersilie
50 g Sahne
Salz, frisch gemahlener weißer Pfeffer
1 Prise frisch geriebene Muskatnuss

Gesamt:

1987 kJ/475 kcal, 12 g Eiweiß, 26 g Fett, 47 g Kohlenhydrate, 11 g Ballaststoffe, 79 mg Cholesterin

Kalte Gurkensuppe

Für 1 Portion
1/2 kleine Zwiebel
100 g Zucchini
1/4 Salatgurke
1 Frühlingszwiebel
1 TL Öl
1/8 l Gemüsebrühe
1/2 Bund Schnittlauch
1/2 Bund Dill
1/4 l gut gekühlte Buttermilch
Salz
frisch gemahlener weißer Pfeffer
1 Kapuzinerkresseblüte

Gesamt:
795 kJ/190 kcal, 12 g Eiweiß, 7 g Fett, 18 g Kohlenhydrate, 4 g Ballaststoffe, 8 mg Cholesterin

1. Die Zwiebel abziehen und fein würfeln. Zucchini, Salatgurke und Frühlingszwiebel waschen und putzen. Die Zucchini fein würfeln. Die Gurke halbieren, entkernen und fein würfeln. Die Frühlingszwiebel in Ringe schneiden.
2. Das Öl in einem Topf erhitzen und die Zwiebel darin glasig dünsten. Zucchini, Gurke und Frühlingszwiebel kurz mitdünsten. Mit der Brühe ablöschen, aufkochen und zugedeckt etwa 5 Minuten garen. Auskühlen lassen.
3. Den Schnittlauch und den Dill waschen, trocken schütteln und fein schneiden.
4. Die Hälfte des Gemüses aus der Brühe heben und beiseitestellen. Die Hälfte der Kräuter in die Brühe geben und den Topfinhalt pürieren.
5. Die Buttermilch, das beiseitegestellte Gemüse und die restlichen Kräuter unter die Suppe rühren. Mit Salz und Pfeffer würzen und mit der Kapuzinerkresseblüte garnieren.

Zubereitungszeit: 40 Minuten
+ 30 Minuten abkühlen

Die Zwiebeln werden für die Gurkensuppe fein gewürfelt und geben ihr einen kräftigeren Geschmack.

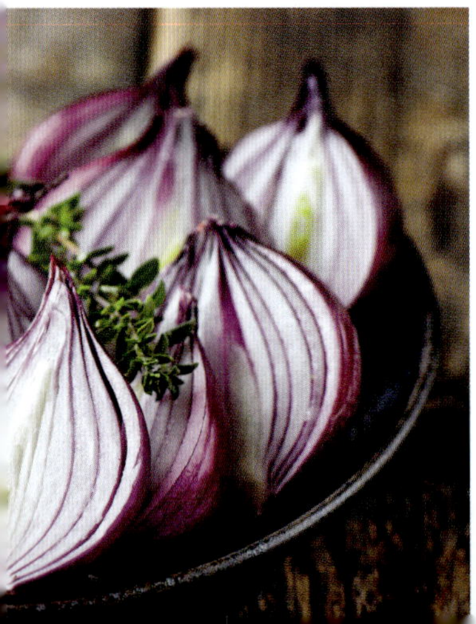

Möhren-Reis-Puffer

1. In einem Topf gut 1/8 Liter Salzwasser aufkochen. Den Reis zufügen und zugedeckt bei schwacher Hitze etwa 25 Minuten leicht kochen lassen.
2. Inzwischen für den Quark die Frühlingszwiebel putzen, waschen und in feine Ringe schneiden. Den Quark mit dem Mineralwasser verrühren, salzen und pfeffern. Die Frühlingszwiebelringe und die Kräuter unter den Quark heben.

3. Für die Puffer die Möhre waschen, schälen und raspeln. Möhrenraspel, Reis und Ei vermischen und mit Salz und Pfeffer würzen. Aus der Masse 2 Puffer formen. In einer beschichteten Pfanne das Öl erhitzen und die Puffer darin pro Seite 3 Minuten braten.
4. Die Puffer auf dem Salatblatt mit Quark anrichten.

Zubereitungszeit: 40 Minuten

Für 1 Portion
Salz
50 g Vollkornreis
1 Frühlingszwiebel
2 EL Magerquark (30 g)
1 EL Mineralwasser
frisch gemahlener Pfeffer
1 EL gehackte Kräuter
1/2 Möhre (etwa 50 g)
1 kleines Ei
1 TL Öl
1 Blatt grüner Salat

Gesamt:
1477 kJ/352 kcal, 16 g Eiweiß, 13 g Fett, 42 g Kohlenhydrate, 3 g Ballaststoffe, 238 mg Cholesterin

Buchweizen-Gemüse-Pfanne

1. Die Gemüsebrühe aufkochen. Den Buchweizen einstreuen und in 20 Minuten bei schwacher Hitze ausquellen lassen.
2. Die Zwiebel abziehen und würfeln. Die Champignons putzen und klein schneiden. Die Zucchini waschen, putzen und würfeln. Die Paprikaschote waschen, putzen und in Streifen schneiden. Den Apfel waschen, vierteln, entkernen und würfeln.
3. Die Butter erhitzen und die Zwiebel darin andünsten. Das übrige Gemüse und die Apfelwürfel zufügen und alles zugedeckt 10 Minuten schmoren lassen.
4. Den gegarten Buchweizen unter das Gemüse mischen. Mit Currypulver, Sojasoße, Salz und Pfeffer würzen. Die Tomate waschen, vierteln und dazu servieren.

Zubereitungszeit: 35 Minuten

Für 1 Portion
1/2 l Gemüsebrühe
100 g Buchweizen
1 kleine Zwiebel
80 g Champignons
1 kleine Zucchini
1/2 grüne Paprikaschote
1 säuerlicher Apfel
1 EL Butter
1 TL mildes Currypulver
1 EL helle Sojasoße
Salz, frisch gemahlener weißer Pfeffer
1 Tomate

Gesamt:
2518 kJ/600 kcal, 19 g Eiweiß, 12 g Fett, 101 g Kohlenhydrate, 21 g Ballaststoffe, 24 mg Cholesterin

Gefüllte Aubergine mit Couscous

Für 1 Portion
50 g Couscous
350 ml Tomatensaft
1 Aubergine
100 g Champignons
1 Zwiebel
50 g milder Schafskäse
einige Zweige Minze
2 EL Butter
Salz, frisch gemahlener Pfeffer
1 Ei
1 TL Currypulver
1 Prise gemahlener Kümmel
1 TL Zitronensaft
Öl für die Form

Gesamt:
2737 kJ/654 kcal, 30 g Eiweiß, 35 g Fett, 54 g Kohlenhydrate, 13 g Ballaststoffe, 308 mg Cholesterin

1. In einer Schüssel den Couscous mit 1/8 Liter Tomatensaft begießen und 20 Minuten quellen lassen.
2. Die Aubergine waschen, den Stielansatz entfernen und längs halbieren. In kochendem Wasser 5 Minuten blanchieren, abtropfen lassen und so aushöhlen, dass ein Rand von 1 Zentimeter stehen bleibt.
3. Das ausgehöhlte Auberginenfleisch fein hacken. Die Champignons putzen und grob hacken. Die Zwiebel abziehen und fein würfeln. Den Schafskäse zerbröckeln. Die Minze waschen, trocken schütteln, die Blätter abzupfen und in feine Streifen schneiden.
4. In einer Pfanne die Hälfte der Butter erhitzen und die Zwiebel darin glasig dünsten. Das Auberginenfleisch zugeben, 5 Minuten mitdünsten, salzen und pfeffern. Alles aus der Pfanne nehmen.
5. Den Backofen auf 200 °C (Umluft 180 °C) vorheizen. Eine Auflaufform mit etwas Öl einfetten.
6. Die restliche Butter in der Pfanne erhitzen und die Champignons darin dünsten, bis die Flüssigkeit verdampft ist. Den Couscous mit dem Auberginenfleisch und den Pilzen vorsichtig vermengen. Ei, Currypulver, Kümmel, Zitronensaft, Schafskäse und Minzstreifen zu dem Gemüse geben und alles gut miteinander vermischen.
7. Die Auberginenhälften in die Auflaufform setzen und mit der Couscousmasse füllen. Den restlichen Tomatensaft ringsherum angießen.
8. Die Form in den Ofen stellen und das Gemüse ohne Deckel in 30 Minuten garen.

Zubereitungszeit: 35 Minuten + 30 Minuten backen

Ratatouille mit Quinoa

Für 1 Portion
1/2 Aubergine
1 kleine Zucchini
je 1/2 rote, gelbe, grüne Paprikaschote
1 kleine Zwiebel
1 Knoblauchzehe
1 Bund gemischte Kräuter (z. B. Petersilie, Basilikum, Thymian, Rosmarin)
3 EL Olivenöl
1/2 Dose stückige Tomaten
Salz, frisch gemahlener Pfeffer
315 ml Gemüsebrühe
75 g Quinoa
100 g Joghurt
Kräutersalz
1 EL fein gehackte Petersilie
1 EL Schnittlauchröllchen

1. Das Gemüse waschen und putzen. Die Aubergine in 2 Zentimeter große Würfel, die Zucchini in dicke Scheiben und die Paprikaschoten in mundgerechte Stücke schneiden. Die Zwiebel und den Knoblauch abziehen, die Zwiebel in Ringe schneiden, den Knoblauch fein hacken. Die gemischten Kräuter waschen, trocken schütteln, einige Blätter zu 2 Esslöffel Kräuter klein schneiden und die restlichen Stängel zum Bouquet zusammenbinden.
2. Etwas Öl erhitzen und zunächst nur die Aubergine kurz anbraten. Das restliche Öl zufügen und darin Zucchini und Paprikastücke nacheinander kurz anbraten. Die Tomaten und den Knoblauch untermischen, salzen und pfeffern. Mit 125 ml Brühe aufgießen, die Zwiebel darüber streuen, das Kräuterbouquet einlegen und den Eintopf bei sehr schwacher Hitze 45 Minuten leicht kochen lassen.
3. Inzwischen für die Quinoa 190 ml Brühe aufkochen. Die Quinoa mit heißem Wasser abspülen, in die kochende Brühe geben, 5 Minuten bei schwacher Hitze leicht kochen lassen, die Hitze abstellen und die Körner 15 Minuten quellen lassen.
4. Für die Soße den Joghurt mit wenig Kräutersalz, Petersilie und Schnittlauch verrühren.
5. Das Ratatouille mit den restlichen Kräutern bestreuen und zusammen mit der Quinoa und der Soße servieren.

Gesamt:
3041 kJ/724 kcal, 24 g Eiweiß, 38 g Fett, 71 g Kohlenhydrate, 20 g Ballaststoffe, 5 mg Cholesterin

Zubereitungszeit: 1 Stunde 15 Minuten

INFO *Zum Garen von Quinoa benötigt man die 2 1/2-fache Menge an Flüssigkeit, damit das Korn vollständig aufquellen kann. Zu der Ratatouille können Sie auch Reis oder ein beliebiges anderes Korn servieren.*

Gemüserisotto Stufe 3

Für 1 Portion
1 Zwiebel
1 EL Olivenöl
125 g Vollkornrisottoreis
50 ml trockener Riesling
1/2 l heiße Gemüsebrühe
100 g Möhren, Champignons oder Spinat
50 g frische oder tiefgefrorene gehackte Kräuter
1 EL frisch geriebener Parmesan

Gesamt:
2804 kJ/669 kcal, 16 g Eiweiß, 16 g Fett, 106 g Kohlenhydrate, 11 g Ballaststoffe, 4 mg Cholesterin

1. Die Zwiebel abziehen und klein würfeln. Das Olivenöl erhitzen und die Zwiebel darin goldgelb andünsten. Den Reis zugeben und so lange mitdünsten, bis die Reiskörner mit Öl überzogen sind. Mit dem Wein ablöschen. Nach und nach die Brühe zugeben, dabei den Reis immer wieder umrühren. Den Reis insgesamt etwa 90 Minuten bei schwacher Hitze kochen lassen; bei Bedarf mehr Brühe zugießen.
2. Das Gemüse waschen, putzen und klein schneiden. 10 Minuten vor dem Ende der Garzeit das Gemüse zugeben und weich kochen.
3. Zum Schluss die Kräuter und den Parmesan unterrühren.

Zubereitungszeit: 1 Stunde 45 Minuten

Vollkornnudeln mit Paprikagemüse

Für 1 Portion
125 g Vollkornnudeln
100 g rote, gelbe oder grüne Paprikaschoten
2 Tomaten
1 Zwiebel
1 EL Olivenöl
Salz, frisch gemahlener Pfeffer
1 EL frischer Thymian
1 EL saure Sahne

Gesamt:
2418 kJ/577 kcal, 20 g Eiweiß, 17 g Fett, 85 g Kohlenhydrate, 20 g Ballaststoffe, 9 mg Cholesterin

1. Die Vollkornnudeln nach Packungsangabe kochen.
2. Die Paprikaschoten waschen, putzen und in Streifen schneiden. Die Tomaten kreuzweise einschneiden, mit kochendem Wasser überbrühen, häuten, Stielansätze entfernen und vierteln. Die Zwiebel abziehen und in feine Ringe schneiden.
3. Das Öl erhitzen und die Zwiebel darin 2 Minuten dünsten. Die Paprikastreifen zugeben, mit Salz, Pfeffer und Thymian würzen und 10 Minuten zugedeckt bei schwacher Hitze garen lassen.
4. Die Tomatenviertel und die saure Sahne zum Paprikagemüse geben und 5 Minuten ziehen lassen.
5. Die Nudeln mit dem Paprikagemüse servieren.

Zubereitungszeit: 35 Minuten

Bratlinge in Erdnuss-Sesam-Kruste

Für 1 Portion
125 g mehligkochende Kartoffeln
250 g Blumenkohl
Salz
20 g mittelalter Gouda
1 kleine Zwiebel
1 kleines Ei
etwa 100 g Vollkornmehl
frisch gemahlener weißer Pfeffer
frisch geriebene Muskatnuss
30 g ungesalzene Erdnusskerne
1 EL Sesam
2 TL Öl
1/2 Bund Schnittlauch
40 g fettarmer Joghurt
1 EL Zitronensaft

1. Die Kartoffeln waschen und mit der Schale in wenig Wasser etwa 20 Minuten kochen.
2. Den Blumenkohl putzen, waschen und in kleine Röschen teilen. In wenig kochendem Salzwasser zugedeckt etwa 8 Minuten dünsten.
3. Den Käse reiben. Die Zwiebel abziehen und würfeln. Die Kartoffeln abgießen, pellen und zerstampfen. Den Blumenkohl abtropfen lassen, die Hälfte grob zerstampfen und mit Käse, Zwiebel, Ei und Mehl unter die Kartoffeln rühren. Mit Salz, Pfeffer und Muskatnuss würzen. Den restlichen Blumenkohl unter den Teig heben.
4. Mit gut bemehlten Händen 2 oder 3 Bratlinge formen. Die Erdnüsse grob hacken und mit dem Sesam mischen. Die Bratlinge darin wenden und die Panade etwas andrücken.
5. Das Öl in einer beschichteten Pfanne erhitzen und die Bratlinge darin pro Seite 3 Minuten braten.
6. Für die Soße den Schnittlauch waschen, trocken schütteln und in feine Röllchen schneiden. Den Joghurt mit Salz, Pfeffer und Zitronensaft würzen und die Hälfte der Schnittlauchröllchen zufügen.
7. Die Bratlinge mit der Soße anrichten und mit dem restlichen Schnittlauch bestreuen.

Gesamt:
3927 kJ/938 kcal, 43 g Eiweiß, 44 g Fett, 90 g Kohlenhydrate, 24 g Ballaststoffe, 249 mg Cholesterin

Zubereitungszeit: 50 Minuten

INFO *Zu den Bratlingen passt gut ein Blattsalat. Kaufen Sie nur solchen, der wirklich frisch und knackig ist. Vorgeschnittene, in Folie verpackte Salatmischungen sind oft schon Tage alt, bevor sie beim Verbraucher auf den Teller kommen.*

Gemüse-Grünkern-Bratlinge

Für 1 Portion
100 ml Gemüsebrühe
45 g Grünkernschrot
1 EL gehackte Mandeln
1/2 Zwiebel
je 30 g Zucchini, Möhre und Apfel
4 TL Olivenöl
2 EL gehackte Petersilie
2 EL gehacktes Basilikum
1 Ei
1 EL frisch geriebener Parmesan
Salz, frisch gemahlener Pfeffer

Gesamt:
2272 kJ/542 kcal, 18 g Eiweiß, 36 g Fett, 37 g Kohlenhydrate, 9 g Ballaststoffe, 242 mg Cholesterin

1. Die Gemüsebrühe aufkochen, den Schrot zugeben, die Hitze reduzieren und den Schrot bei schwacher Hitze unter Rühren 5 Minuten garen. Den Topf von der Kochstelle nehmen und den Schrot zugedeckt 20 Minuten quellen lassen.
2. In der Zwischenzeit eine Pfanne erhitzen und darin die Mandeln anrösten. Aus der Pfanne nehmen und beiseitestellen.
3. Die Zwiebel abziehen und fein würfeln. Zucchini, Möhre und Apfel waschen, putzen und fein reiben. Die Hälfte des Öls in der Pfanne erhitzen und die Zwiebel darin 2 Minuten bei mittlerer Hitze glasig braten. Die Gemüse-Obst-Masse zugeben und 3 Minuten mitdünsten. Von der Kochstelle nehmen und abkühlen lassen.
4. Mandeln, Kräuter, Ei, Gemüse und Käse unter den gequollenen Schrot mischen, salzen und pfeffern.
5. Aus dem Teig 4 Bratlinge formen. Das restliche Öl erhitzen und die Bratlinge darin bei mittlerer Hitze 3 Minuten pro Seite braten.

Zubereitungszeit: 40 Minuten

TIPP *Statt Grünkern können Sie Bulgur und statt der Kräuter Rucola verwenden. Das Gemüse können Sie auch durch Pilze ersetzen. Übrig gebliebene Bratlinge kann man quer halbieren, mit Ananas oder Tomate und Käse belegen und im Backofen überbacken.*

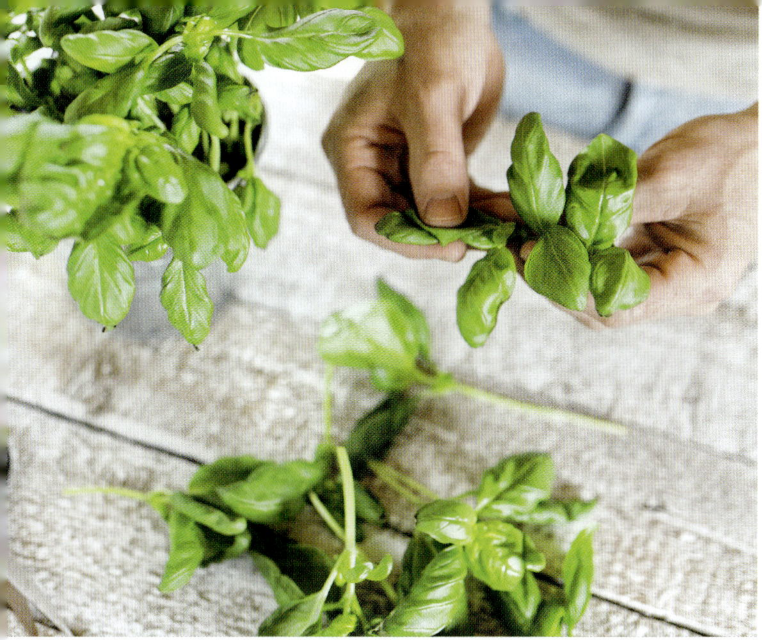

↩ *Basilikum wird meist im Töpfchen verkauft. So kann man die benötigte Menge immer frisch ernten.*

Folienkartoffeln mit Kräuterquarkdip

Für 1 Portion
2 gleich große Kartoffeln (etwa 400 g)
etwas Öl für die Alufolie
100 g Magerquark
30 g Frischkäse
1/2 Zwiebel
1 Knoblauchzehe
Salz, frisch gemahlener Pfeffer
Kräuter nach Belieben (z. B. Petersilie, Schnittlauch, Pimpinelle, Borretsch, Sauerampfer, Basilikum, Dill)

❶ Den Backofen auf 200 °C (Umluft 180 °C) vorheizen. Die Kartoffeln waschen und bürsten, etwas abtrocknen und die Schale einige Male kreuz und quer einritzen. 2 Stücke Alufolie auf einer Seite mit Öl einfetten und die Kartoffeln darin einzeln einpacken.

❷ Die Kartoffeln auf ein Backblech legen und im Ofen 30–40 Minuten backen. Die Folie vorsichtig öffnen und die Kartoffeln so noch 10 Minuten backen, um Bräunung zu erreichen. Die Schale ist verzehrbar.

❸ Für den Dip den Quark mit dem Frischkäse verrühren. Die Zwiebel und den Knoblauch abziehen, fein würfeln und unter den Quark mischen. Mit Salz und Pfeffer würzen. Die Kräuter waschen, trocken schütteln, klein schneiden und unter den Dip mengen.

Zubereitungszeit: 15 Minuten + 30–40 Minuten backen

Gesamt:
1860 kJ/444 kcal, 25 g Eiweiß, 10 g Fett, 61 g Kohlenhydrate, 9 g Ballaststoffe, 32 mg Cholesterin

Rosmarinkartoffeln

Für 1 Portion
500 g Kartoffeln
1–2 EL kalt gepresstes Olivenöl
Meersalz, frisch gemahlener schwarzer Pfeffer
1 TL Rosmarin (frisch oder getrocknet)
150 ml Gemüsebrühe
Fett für die Form

Gesamt:
1781 kJ/425 kcal, 9 g Eiweiß, 16 g Fett, 60 g Kohlenhydrate, 9 g Ballaststoffe, 0 mg Cholesterin

1. Die Kartoffeln waschen, schälen und achteln; neue Kartoffeln nur bürsten, nicht schälen.
2. Den Backofen auf 220 °C (Umluft 200 °C) vorheizen. Eine feuerfeste Form einfetten.
3. Die Kartoffeln mit Olivenöl einpinseln, in die Auflaufform geben und mit Meersalz, Pfeffer und Rosmarin würzen. Die Gemüsebrühe darübergießen und die Kartoffeln 40 Minuten im Ofen backen.

Zubereitungszeit: 20 Minuten + 40 Minuten backen

TIPP *Dazu passt ein frischer Salat.*

Zucchiniteller

Für 1 Portion
90 g geschroteter Weizen
1/2 l Gemüsebrühe
125 g Zucchini
1 TL Olivenöl
1 EL Magerquark
Salz, Zitronenpfeffer
2 EL geriebener Käse

Gesamt:
1862 kJ/444 kcal, 24 g Eiweiß, 11 g Fett, 60 g Kohlenhydrate, 12 g Ballaststoffe, 9 mg Cholesterin

1. Den Weizen in der Gemüsebrühe aufkochen und 20 Minuten ausquellen lassen.
2. Die Zucchini waschen, putzen und in kleine Würfel schneiden. Das Olivenöl in einer Pfanne erhitzen und die Zucchini darin anbraten.
3. Die Weizengrütze zugeben und den Magerquark unterrühren. Mit Salz und Zitronenpfeffer würzen und den Käse darüberstreuen. Die Hitzezufuhr auf die niedrigste Stufe stellen und den Käse schmelzen lassen.

Zubereitungszeit: 40 Minuten

TIPP *Das Zucchinigericht schmeckt auch kalt sehr gut.*

Vollkornnudeln mit Champignons

Für 1 Portion
150 g Vollkornnudeln
1/2 kleine Schalotte
1 Knoblauchzehe
100 g Champignons
2 Stängel Petersilie
1 TL Butter
wenig Weißwein oder Wasser
Salz, frisch gemahlener Pfeffer
frisch geriebene Muskatnuss

Gesamt:
2287 kJ/547 kcal, 24 g Eiweiß, 8 g Fett, 93 g Kohlenhydrate, 20 g Ballaststoffe, 12 mg Cholesterin

1. Die Vollkornnudeln nach Packungsanleitung kochen.
2. Die Schalotte und den Knoblauch abziehen und fein würfeln. Die Champignons säubern, trocken tupfen und achteln. Die Petersilie waschen, trocken schütteln, die Blätter abzupfen und sehr fein hacken.
3. Die Butter in einer Pfanne zerlassen und Schalotten, Knoblauch und Champignons darin anbraten. Dabei die Pfanne nicht bewegen, bis die Champignons Farbe bekommen haben.
4. Die Petersilie zugeben und die Pilze mit wenig Wein oder Wasser ablöschen. Mit Salz, Pfeffer und Muskatnuss würzen.
5. Die Nudeln abgießen und die Champignonsoße darüber verteilen.

Zubereitungszeit: 30 Minuten

Spaghetti mit Joghurt

Für 1 Portion
200 g Vollkornspaghetti
100 g Joghurt
1 EL Olivenöl
30 g frisch geriebener Parmesan
Salz
1/2 Bund Schnittlauch

Gesamt:
3802 kJ/909 kcal, 41 g Eiweiß, 26 g Fett, 126 g Kohlenhydrate, 24 g Ballaststoffe, 26 mg Cholesterin

1. Die Spaghetti in Salzwasser in etwa 10 Minuten bissfest kochen.
2. Den Joghurt mit dem Olivenöl bei schwacher Hitze unter Rühren erhitzen. Den Käse einrühren, salzen und von der Kochstelle nehmen. Den Schnittlauch waschen, trocken schütteln, in feine Röllchen schneiden und unterrühren.
3. Die Nudeln abgießen und mit der Joghurtsoße servieren.

Zubereitungszeit: 25 Minuten

Kräutersoße

Für 1 Portion
1 kleiner Bund gemischte Kräuter
50 g Sahne
1 kleine Schalotte
1 TL Butter
Salz, frisch gemahlener Pfeffer
2 EL Joghurt

Gesamt::
937 kJ/224 kcal, 4 g Eiweiß, 20 g Fett, 6 g Kohlenhydrate, 2 g Ballaststoffe, 67 mg Cholesterin

1. Die Kräuter waschen, trocken schütteln und fein hacken.
2. Die Hälfte der Sahne steif schlagen.
3. Die Schalotte abziehen und fein würfeln. Die Butter erhitzen und die Schalotte darin andünsten. Die Hälfte der Kräuter mitdünsten. Die flüssige Sahne zugeben, salzen und pfeffern.
4. Die geschlagene Sahne mit dem Joghurt verrühren und unter die Kräutersoße rühren. Nicht mehr kochen.

Zubereitungszeit: 25 Minuten

TIPP *Die Soße passt zu Vollkornnudeln, Getreide und Reis.*

Joghurtsoße

Für 1 Portion
8 EL Joghurt
Salz, frisch gemahlener Pfeffer
4 EL gehackte Kräuter (z. B. Petersilie, Schnittlauch, Dill)
2 TL Zitronensaft
2 TL Sonnenblumenöl

Gesamt:
714 kJ/171 kcal, 7 g Eiweiß, 10 g Fett, 11 g Kohlenhydrate, 1 g Ballaststoffe, 2 mg Cholesterin

1. Den Joghurt mit Salz und Pfeffer würzen.
2. Kräuter, Zitronensaft und Öl unterrühren.

Zubereitungszeit: 10 Minuten

TIPP *Diese Soße können Sie als Ersatz für Mayonnaise verwenden.*

Nudel-Gemüse-Salat

Für 1 Portion
150 g Dinkelspaghetti
Salz
2 EL Öl
1 kleine rote Paprikaschote
1/2 kleine Zucchini
1/2 kleine Möhre
1/4 Kohlrabi
frisch gemahlener Pfeffer
Weißweinessig
2 Blätter Endiviensalat

1. Die Spaghetti in kochendem Salzwasser garen, abschrecken und in etwas Öl schwenken.
2. Das Gemüse waschen, putzen und in kleine Würfel schneiden. Kurz in Salzwasser blanchieren und zu den Nudeln geben. Salzen, pfeffern und mit dem restlichen Öl und dem Essig vermischen.
3. Die Salatblätter waschen, trocken schütteln, in feine Streifen schneiden und unter den Nudelsalat mischen.

Zubereitungszeit: 30 Minuten

TIPP *Diesen Salat können Sie mit jedem Gemüse der Saison beliebig variieren. Auch durch die Wahl der Essigsorten können Sie geschmackliche Akzente setzen.*

Gesamt:
3158 kJ/755 kcal, 25 g Eiweiß, 25 g Fett, 106 g Kohlenhydrate, 26 g Ballaststoffe, 0 mg Cholesterin

Gefüllte Gurke

Für 1 Portion
80 g Mehrkorn-Getreide-Mischung (Weizen, Roggen, Gerste, Hafer etc.)
350 ml Gemüsebrühe
1 kleine Salatgurke
1 Tomate
1 EL saure Sahne
1 EL Schnittlauchröllchen
Salz, frisch gemahlener weißer Pfeffer
Fett für die Form

1. Das Getreide in der Gemüsebrühe aufkochen, die Hitze reduzieren und die Körner auf der Warmhaltestufe 20 Minuten quellen lassen.
2. Die Gurke waschen, halbieren und aushöhlen. Die Tomate kreuzweise einschneiden, mit heißem Wasser überbrühen, häuten und in Stücke schneiden.
3. Den Backofen auf 180 °C (Umluft 160 °C) vorheizen. Eine feuerfeste Form leicht einfetten und einen Schuss Wasser zugeben.
4. Die Getreidegrütze mit saurer Sahne, Tomatenstücken und Schnittlauchröllchen vermengen. Die Füllung mit Salz und Pfeffer würzen und in die Gurke geben.
5. Die Gurke in die Form legen und etwa 30 Minuten im Ofen backen.

Zubereitungszeit: 65 Minuten

Gesamt:
1435 kJ/342 kcal, 13 g Eiweiß, 5 g Fett, 59 g Kohlenhydrate, 12 g Ballaststoffe, 9 mg Cholesterin

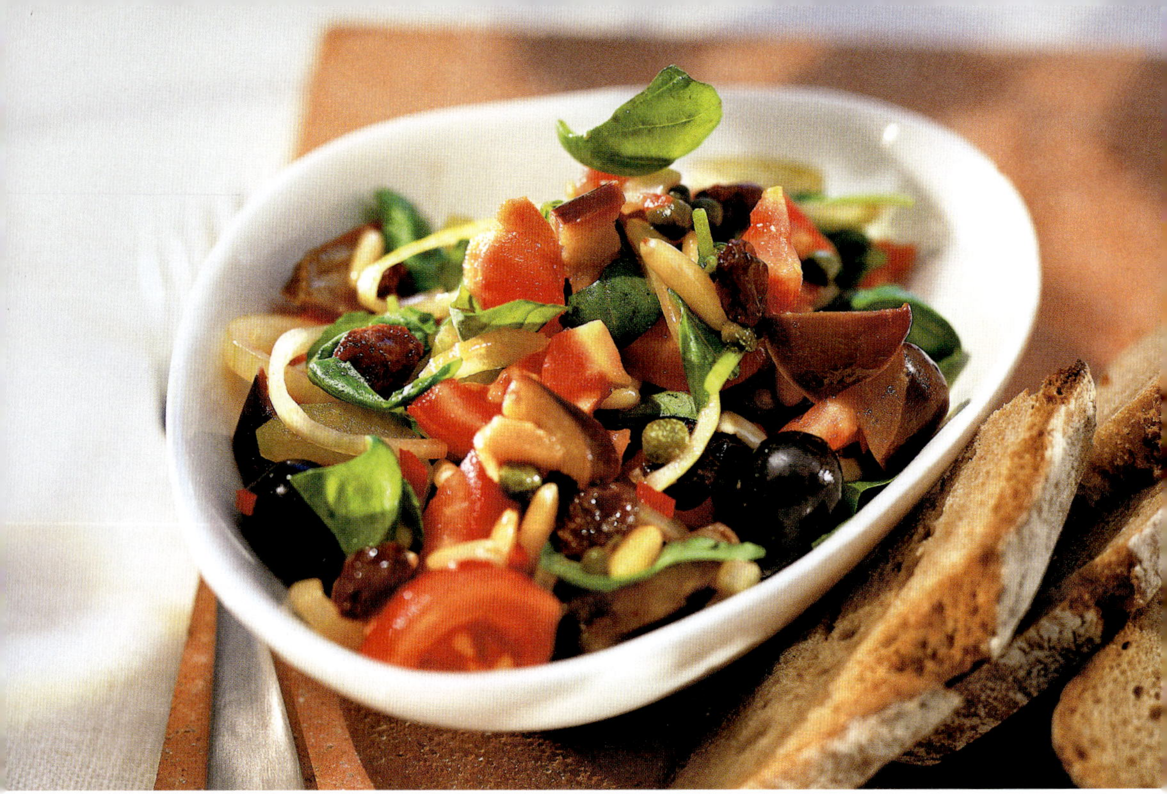

↻ *Ab der vierten und letzten Stufe der Ernährungsumstellung können Sie das Essen z. B. mit dem sizilianischen Gemüsetopf wieder richtig genießen.*

VIERTE STUFE – NORMALE KOST

Nun ist es geschafft! Bei der letzten Stufe sollte man lediglich die Regeln zur gesunden Ernährung beachten (siehe Seite 60 f.). Das Wichtigste: wenig oder kein Zucker, viele Ballaststoffe aus Getreide, Obst und Gemüse, keine süßen Säfte, wenig Fleisch, nicht zu viel Fett – vor allem wenig tierisches Fett – aufnehmen und ausreichende Pausen zwischen den Mahlzeiten einhalten. Wenn man diese Empfehlungen beachtet, kann man für die Ernährung im Alltag Anregungen aus unzähligen Kochbüchern über Vollwertkost schöpfen. Hierzu noch einige Rezepte, die den Appetit anregen.

Sizilianischer Gemüsetopf (Caponata)

Für 1 Portion
1 Aubergine
20 g Rosinen
1/2 Gemüsezwiebel
1 Stange Staudensellerie
100 g Tomaten
1/2 rote Peperoni
1/2 Töpfchen Basilikum
4 TL Olivenöl
40 g schwarze Oliven
1 TL Kapern
1 EL Pinienkerne
2 EL Weißweinessig
1/8 l Gemüsebrühe
Salz, frisch gemahlener Pfeffer
edelsüßes Paprikapulver

Gesamt:
2255 kJ/538 kcal, 10 g Eiweiß, 41 g Fett, 30 g Kohlenhydrate, 14 g Ballaststoffe, 0 mg Cholesterin

1. Die Aubergine waschen, putzen, längs vierteln und grob würfeln. Die Rosinen in warmem Wasser einweichen. Die Zwiebel abziehen, halbieren und in Scheiben schneiden. Den Sellerie waschen, putzen, dabei die harten Fasern abziehen und die Stange klein schneiden. Die Tomaten kreuzweise einschneiden, überbrühen, häuten und in Stücke schneiden. Die Peperoni entkernen, waschen und klein schneiden. Die Basilikumblättchen von den Stängeln zupfen, waschen, trocken schütteln und in Streifen schneiden.
2. Die Auberginenstücke abtupfen. In einem Bräter 2 Teelöffel Öl erhitzen, die Auberginenwürfel darin etwa 5 Minuten braten und wieder herausnehmen. Das restliche Öl erhitzen und den Sellerie darin etwa 2 Minuten andünsten. Die Zwiebel zugeben und kurz mitdünsten. Tomaten, Oliven, Kapern und die Hälfte des Basilikums zufügen und für weitere 5 Minuten mitschmoren.
3. Die Rosinen abtropfen lassen und mit Pinienkernen, Auberginenwürfeln, Peperoni, Essig und Brühe in den Bräter geben. Alles vermischen und etwa 10 Minuten einkochen lassen. Mit Salz, Pfeffer und Paprikapulver würzen und das restliche Basilikum darüberstreuen.

Zubereitungszeit: 40 Minuten

TIPP *Dazu passt Brot. Probieren Sie verschiedene Brotsorten Ihres Lieblingsbäckers aus. Wenn Sie nicht gern auf Körner beißen, können Sie auch ein Brot aus vollwertigem Mehl wählen, z. B. Dinkelbrot.*

Seelachspfanne

Für 1 Portion
80 g Wildreismischung
Salz
100 g Alaskaseelachs
10 g Olivenöl
30 g Zuckerschoten
1 Frühlingszwiebel
50 g Champignons
1/2 kleine Paprikaschote
1 Zweig Dill
2 EL Sonnenblumenöl
40 ml Gemüsebrühe
1 TL Sojasoße
Pfeffer

Gesamt:
2614 kJ/625 kcal, 32 g Eiweiß, 23 g Fett, 72 g Kohlenhydrate, 6 g Ballaststoffe, 85 mg Cholesterin

1. Reismischung in 100 Milliliter kochendes Salzwasser geben und 20 Minuten bei schwacher Hitze leicht kochen lassen.
2. Den Seelachs würfeln und im heißen Olivenöl anbraten. Herausnehmen und beiseitelegen.
3. Die Zuckerschoten waschen und putzen. Die Frühlingszwiebel waschen, putzen und in dünne Ringe schneiden. Die Champignons putzen und in Scheiben schneiden. Die Paprikaschote waschen, putzen und in Streifen schneiden. Den Dill waschen, trocken schütteln und fein hacken.
4. Das Sonnenblumenöl erhitzen und das Gemüse darin dünsten. Mit Brühe und Sojasoße ablöschen. Zugedeckt 4–5 Minuten garen. Den Seelachs zufügen und etwa 1 Minute mitdünsten. Mit Salz und Pfeffer abschmecken. Die Fischpfanne mit Reis und Dill servieren.

Zubereitungszeit: 30 Minuten

Kabeljau auf Gemüse

Für 1 Portion
30 g Reis
Salz
150 g Weißkohl
1/2 unbehandelte Zitrone
1 Zwiebel
150 g Kabeljaufilet
3 Kirschtomaten
100 ml Brühe
1 TL Kapern
Pfeffer
1 EL Paniermehl
1/2 TL gehackter Dill
1 TL Olivenöl

1. Den Reis in Salzwasser in 20 Minuten garen.
2. Den Backofen auf 225 °C (Umluft 200 °C) vorheizen. Den Kohl waschen und grob schneiden. 2 dünne Scheiben der Zitrone abschneiden und den Rest auspressen.
3. Die Zwiebel abziehen und würfeln. Den Fisch mit Zitronensaft beträufeln. Den Kohl mit Brühe, Tomaten, Zwiebel, Zitronenscheiben und Kapern in eine feuerfeste Form geben. Den Fisch salzen und pfeffern und auf das Gemüse legen.

4. Paniermehl, Dill und Öl darübergeben und den Fisch im Ofen etwa 15 Minuten backen.

Zubereitungszeit: 25 Minuten

Gesamt:
1558 kJ/372 kcal, 33 g Eiweiß, 7 g Fett, 42 g Kohlenhydrate, 6 g Ballaststoffe, 70 mg Cholesterin

Hähnchenfilet mit Austernpilzen

Für 1 Portion
100 g Hähnchenfilet
2 EL Zitronensaft
1/2 TL frischer Thymian
30 g Reis
Salz
1 Zwiebel
175 g Austernpilze oder Champignons
1 TL Öl
Pfeffer
2 EL saure Sahne

1. Das Fleisch waschen, trocken tupfen und mit 1 Esslöffel Zitronensaft beträufeln. Den Thymian waschen, trocken tupfen und die Blättchen abstreifen. Die Hälfte des Thymians über das Fleisch geben und kurz ziehen lassen.
2. Den Reis in Salzwasser garen. Die Zwiebel abziehen und würfeln. Die Pilze putzen und in dünne Scheiben schneiden.
3. Das Hähnchenfleisch abtrocknen und im heißen Öl 5–7 Minuten braten. Mit Salz und Pfeffer würzen und wenden. Pilze, Zwiebel und den restlichen Thymian zufügen und alles etwa 5 weitere Minuten braten. Das Fleisch herausnehmen.
4. Den Bratensatz mit 5 Esslöffeln Wasser und 1 Esslöffel Zitronensaft ablöschen, aufkochen und von der Herdplatte nehmen. Die saure Sahne unterrühren, mit Salz und Pfeffer abschmecken. Das Fleisch zusammen mit der Soße servieren.

Zubereitungszeit: 35 Minuten

Gesamt:
1554 kJ/369 kcal, 31 g Eiweiß, 12 g Fett, 33 g Kohlenhydrate, 12 g Ballaststoffe, 84 mg Cholesterin

Bunte Pasta mit Putenbrust

Für 1 Portion
1/2 kleine rote Paprikaschote
60 g Chinakohl
1 Frühlingszwiebel
1 EL Olivenöl
Salz und Pfeffer
1 TL Sojasoße
90 g Vollkornnudeln
50 g geräucherte Putenbrust
1 TL frische gehackte Kräuter (z. B. Basilikum, Petersilie)

Gesamt:
2003 kJ/479 kcal, 27 g Eiweiß, 13 g Fett, 62 g Kohlenhydrate, 15 g Ballaststoffe, 30 mg Cholesterin

1. Das Gemüse waschen und putzen. Die Paprikaschote in mundgerechte Stücke schneiden. Den Chinakohl in grobe Stücke schneiden, die Frühlingszwiebel in Ringe schneiden. Das Gemüse im Olivenöl etwa 5 Minuten dünsten. Mit Salz, Pfeffer und Sojasoße abschmecken.
2. Die Nudeln in Salzwasser nach Packungsangabe kochen.
3. Die Putenbrust in Streifen schneiden. Gemüse, Nudeln und Putenbrust mischen. Mit den gehackten Kräutern bestreuen.

Zubereitungszeit: 25 Minuten

Irisches Bauernbrot

Für 1 Brot
350 g Roggenschrot
250 g Weizenmehl (Type 1050)
etwa 2 TL Salz
1 gehäufter TL Backpulver
1/2 l Buttermilch
Fett und Mehl für das Backblech

Gesamt:
8721 kJ/2084 kcal, 76 g Eiweiß, 18 g Fett, 399 g Kohlenhydrate, 62 g Ballaststoffe, 15 mg Cholesterin

1. Den Roggenschrot mit Weizenmehl, Salz und Backpulver vermischen. Die Buttermilch zugießen und alles zu einem glatten Teig verkneten.
2. Den Backofen auf 200 °C (Umluft 180 °C) vorheizen. Ein Backblech einfetten und mit Mehl bestäuben.
3. Den Teig zu einem runden Laib formen und sternförmig etwa 1 Zentimeter tief einschneiden. Auf das Blech setzen und in etwa 50 Minuten backen.

Zubereitungszeit: 20 Minuten + 50 Minuten backen

TIPP *Um zu prüfen, ob ein Brot schon fertig gebacken ist, empfiehlt es sich, auf die Unterseite des Brots zu klopfen. Klingt es hohl, ist das Brot fertig.*

Mandelbrot

Für 1 Brot
1 Würfel Hefe (42 g)
500 g Weizenvollkornmehl
2 TL Salz
2 EL Balsamicoessig
100 g Mandelstifte
50 g Sonnenblumenkerne
50 g Kürbiskerne
Fett und Mehl für die Form

1. Die Hefe in 1/2 Liter lauwarmem Wasser auflösen. Mit Mehl, Salz und Essig in eine Rührschüssel geben und kräftig durchkneten. Von den Mandelstiften, Sonnenblumen- und Kürbiskernen ein paar beiseitelegen und die restlichen unter den Teig kneten.
2. Den Backofen auf 220 °C (Umluft 200 °C) vorheizen. Eine Kastenform von 30 Zentimeter Länge ausfetten, mit Mehl ausstäuben und die restlichen Nüsse und Kerne darin verteilen.
3. Den Teig in die Form füllen und das Brot in 50–60 Minuten backen.
4. Das Brot aus der Form stürzen und auskühlen lassen.

Zubereitungszeit: 25 Minuten
\+ 50–60 Minuten backen

Gesamt:
11540 kJ/2757 kcal,
104 g Eiweiß, 119 g Fett,
315 g Kohlenhydrate,
73 g Ballaststoffe,
0 mg Cholesterin

WIE GEHT ES WEITER?

Das FMS ist – und wird es vorerst bleiben – ein Krankheitsbild mit vielen ungelösten Fragen. Es wird viel geforscht, und viele neue Ergebnisse sind in den nächsten Jahren zu erwarten: neue Behandlungsverfahren, Medikamente usw. Es gibt kein Patentrezept, das bei allen Patienten gleichermaßen wirksam ist. Jeder Betroffene muss seinen persönlichen Weg finden.

Internet

Das Internet ist eine äußerst wertvolle Quelle für Informationen rund um das Thema »Fibromyalgie«. Unter www.weiss.de und www.fibromyalgie.de finden Sie alles Wichtige zum Thema. Neue wissenschaftliche Erkenntnisse, Termine, Kontakte, Adressen, Selbsthilfegruppen, Hilfsmittel, Medikamente und vor allem neue Therapieverfahren sind hier ausführlich dargestellt. Hier haben Sie auch die Möglichkeit, Fragen zu stellen und in Kontakt mit Betroffenen zu kommen.

Tipp

Zusätzliche Informationen rund um die Fibromyalgie bietet Ihnen die Webseite **WWW.FIBROMYALGIE.DE**.

Schwer betroffene Patienten benötigen phasenweise eine Intensivbehandlung in einer spezialisierten Einrichtung, z. B. Schwerpunktpraxis, Tagesklinik oder Reha-Klinik. Falls Sie dazu Fragen haben, können Sie mir eine E-Mail schreiben: info@weiss.de.

Hilfreiche Adressen

DEUTSCHLAND

Deutsche Fibromyalgie Vereinigung (DFV) e.V.
Waidachshofer Straße 25
74743 Seckach
Tel.: 06 29 2 / 92 87 58
Fax: 06 29 2 / 92 87 61
E-Mail: info@fibromyalgie-fms.de

Deutsche Rheuma-Liga
Bundesverband e. V.
Welschnonnenstr. 7
53111 Bonn
Tel.: +49(0)228 - 76 60 60
Fax: +49(0)228 - 76 60 620
E-Mail: bv@rheuma-liga.de
Kostenfreie Infohotline:
0800 - 600 25 25

Fatigatio e.V.
Albrechtstr. 15
10117 Berlin
Tel.: 030 - 3101889-0
Fax: 030 - 3101889-20
E-Mail: info@fatigatio.de

ÖSTERREICH

Österreichische Rheumaliga
Dorfstraße 4
A-5761 Maria Alm
Tel.: +43 699 15 54 16 79
E-Mail: info@rheumaliga.at

SCHWEIZ

ASFM – Schweizerische Fibromyalgie-Vereinigung
Avenue des Sports 28
CH - 1400 Yverdon-les-Bains
Tel.: +41 (0)24 425 95 75
Fax: +41 (0)24 425 95 76
E-Mail: info@suisse-fibromyalgie.ch

Sachregister

Abgeschlagenheit 10, **14**, 22
Alkohol **57**, 64, 66, 70
Allergien **14**, 89
Amitriptylin 58, **66**
Antidepressiva **65f.**
Atmung **62**
Aufstoßen 14, 58, 97
Aufwärmtraining 50
Baden **40**, 50
Bauchschmerzen 97
Blähungen 14, 58, **81f.**, 86, 97, 115
Chronische Schmerzstörung 10f.
Darmbakterien 82
Darmgeräusche und -krämpfe 14, 58ff.
Dehnübungen 44, **51f.**
Depressionen 12, 20ff., 65f.
Durchblutungsstörung 15
Durchblutungsverbesserung **39**, 43
Durchfall 14, 26, 58, 81f.
Duschen **40f.**
Einreibemittel 66, **67**
Entspannungsverfahren **37ff.**, 46
Ernährung **58ff.**, 64, 71, 80ff.
Fahrrad fahren **49f.**, 76
Fangopackungen **39**
Fibromyalgie
– Beschwerden **11f.**, 13
– Diagnosekriterien 14, **16ff.**
– Grad der Behinderung (GdB) **19f.**
– Häufigkeit **15**
– Krankheitsverlauf **12**
– Seele **21ff.**
– Test 19, **27ff.**
– Ursachen **20**
Fitnesstraining **46ff.**
Fleisch 61
Ganzkörperkältetherapie **44f.**
Gehen **47ff.**
Glutenunverträglichkeit 89
Heiße Rolle 39, **40**
Hormone 20, 67
Immunsystem 44
Kälteanwendungen 42ff.
Karpaltunnelsyndrom 15
Kleopatra-Bad 40
Kneippsche Anwendungen **41**, 43
Konditionstraining **46f.**
Konzentrationsstörungen 14, 62
Kopfschmerzen 12, 14, 68
Krafttraining **52ff.**
Kreislaufbeschwerden 66
Laborbefunde 16, 18f.
Laktose 82f.
Lymphödem 41
Lymphsystem **63f.**
Magen-Darm-Beschwerden 11, 20, **58f.**, 68, 87f.
Massagen **45**, 63
Medikamente **64ff.**
Melatonin 67
Migräne 12, 68
Mundtrockenheit 66
Muskelentspannung **35ff.**
Muskelschmerzen 11, 13
Naturheilkunde **67f.**
Nervensystem, vegetatives 20
Parafango 39
Partnerschaft **71ff.**
Pflanzliche Medikamente 68
Physikalische Therapie 37ff.
Progressive Muskelrelaxation 37f., 55
Psyche 68f.
Psychotherapie **68ff.**
Rheumamittel **64f.**
Rotlicht 39, **40**
Rückenschmerzen 12
Sauna **42**, 56, 76
Schlafmittel 57, 66f.
Schlafstörungen 10ff., 14, 18, 20f., 22
Schmerzmittel **65**
Schwellungen 13, 63
Schwimmen **49f.**
Serotonin 44, 57, 65f., 77
Sexualität **77f.**
Solebäder 39
Stanger-Bäder 39
Tender Points 15ff., **31**
Thermalbad 39, **41**
Übergewicht 20, 81
Verdauung 56, 59f., 82
Verstimmungen, depressive 12
Verstopfung 14, 58, 81, 83
Vitamin D **67f.**
Völlegefühl 14, 58, 81, 97
Wärmeanwendungen **39ff.**
Whirlpool **41**
Zehn-Punkte-Therapie **32ff.**
Zucker 61, 82

Rezeptregister

Amaranthsuppe 91
Aubergine mit Couscous 122
Bauernbrot, Irisches 136
Bratlinge in Erdnusskruste 125
Buchweizen mit Gemüse 112
Buchweizen-Gemüse-Pfanne 121
Bulgur mit Gemüse 100
Bulgur mit Rucola 94
Bulgur mit Spinat 110
Dinkel mit Chiccorée 112
Dinkelpfanne 101
Fenchel mit Kartoffelpüree 111
Folienkartoffeln mit Quarkdip 127
Gemüsebrühe 84
Gemüse-Couscous-Pfanne 109
Gemüsecurry mit Hirse 103
Gemüse-Gersten-Suppe 119
Gemüse-Grünkern-Bratlinge 126
Gemüsepaella 107
Gemüsepfeffertopf mit Gerste 102
Gemüse-Reis-Suppe Stufe 2 98
Gemüse-Reis-Suppe Stufe 3 124
Gemüserisotto Stufe 2 107
Gemüserisotto Stufe 3 124
Gemüsetopf, Sizilianischer 133
Gerstensuppe 90
Gerstenteller mit Kresse 113
Grünkerncremesuppe 117
Grünkernsuppe 90
Grünkernsuppe mit Gemüse 99
Gurke, Gefüllte 131
Gurkensuppe, Kalte 120
Hähnchenfilet mit Pilzen 135
Hafergrütze 84
Hafersuppe 85
Hirsesuppe 93
Hirsotto mit Gemüse 102
Joghurtsoße 130
Kabeljau auf Gemüse 134
Kamutpfanne, Italienische 101
Kamutsuppe 92
Kartoffelbrei mit Endivie 95
Kartoffelgulasch 104
Kartoffelrösti mit Salat 110
Kartoffelsalat 96
Kartoffelsuppe Stufe 1 94
Kartoffelsuppe Stufe 2 99
Kartoffelsuppe Stufe 3 118
Kerbelsuppe 93
Kräuter-Salatsoße 114
Kräutersoße 130
Mandelbrot 137
Möhrenreis, Würziger 104
Möhren-Reis-Puffer 120
Müsli mit Obst 115
Nudel-Gemüse-Salat 131
Pasta mit Putenbrust, Bunte 136
Radicchiosalat mit Grünkern 106
Ratatouille mit Quinoa 123
Reis mit Wassermelone, Süßer 116
Reisssuppe 91
Reissuppe, Indische 86
Roggenschrotsuppe 85
Rosmarinkartoffeln 128
Seelachspfanne 134
Spaghetti mit Joghurt 129
Spinatgnocchi 108
Steinpilzdinkel 92
Tomatensuppe 118
Tomaten-Zucchini-Soße 108
Vollkornnudeln mit Pilzen 129
Vollkornnudeln mit Paprika 124
Vollkornrisotto 95
Weizen-Gemüse-Suppe 98
Zucchini-Reis-Salat 113
Zucchiniteller 128

Literatur

Patientenversion und Langversion der wissenschaftlichen Leitlinie »Definition, Ursachen, Diagnostik und Therapie des Fibromyalgiesyndroms« (www.awmf.org/leitlinien/detail/ll/145-004.html)

Vom Autor:

Schwindel ohne Befund. Südwest Verlag, München 2017

Lipödem: Rechtzeitig erkennen und richtig behandeln. Südwest Verlag, München 2015

Über den Autor

Dr. med. Thomas Weiss, geb. 1952, ist Facharzt für Allgemeinmedizin, Psychotherapie, Psychosomatik und Psychiatrie in Mannheim. Er ist bekannt aus der SWR-Sendung »Praxis Doktor Weiss« und engagiert sich seit Jahrzehnten in der Öffentlichkeit für medizinische Themen. Darüber hinaus ist er Autor zahlreicher erfolgreicher Gesundheitsratgeber.

IMPRESSUM

Dieses Buch basiert auf zwei Originalausgaben, die 2003 beim Südwest Verlag erschienen sind:

Dr. med. Thomas Weiss: Fibromyalgie. Schmerzen überall

Dr. med. Thomas Weiss: Fibromyalgie. Das erfolgreiche Ernährungsprogramm

3. Auflage
Taschenbucherstausgabe 02/2020

Der Wilhelm Heyne Verlag, München, ist ein Verlag der Penguin Random House Verlagsgruppe GmbH, Neumarkter Straße 28, 81673 München

produktsicherheit@penguinrandomhouse.de
(Vorstehende Angaben sind zugleich Pflichtinformationen nach GPSR.)

Redaktion: Sabrina Kiefer

Bildredaktion: Annette Baur

Umschlaggestaltung: *zeichenpool, München

unter Verwendung eines Motives von: Shutterstock/Elena3567

Satz: Stephanie Raba

Druck: Pixartprinting, Lavis
Printed in Italy

MIX
Papier | Fördert gute Waldnutzung
FSC® C147178

Penguin Random House Verlagsgruppe
FSC® N001967

ISBN: 978-3-453-60530-5
www.heyne.de

Hinweis

Das vorliegende Buch ist sorgfältig erarbeitet worden. Dennoch erfolgen alle Angaben ohne Gewähr. Weder Autor noch Verlag können für eventuelle Nachteile oder Schäden, die aus den im Buch genannten praktischen Hinweisen resultieren, eine Haftung übernehmen.

Bildnachweis

AdobeStock: 4/5, 8 (Stocksy/Alan Shapiro), 26 (Lightfield Studios), 35 (smallredgirl), 52 (Prostock-studio), 59 (Addictive Stock), 79 (luckybusiness); **Getty Images:** 6 (Hero Images); **iStockphoto:** 51 (Neustockimages), 66 (OlgaMiltsova), 80 (cruphoto), 96 (elenaleonova); **Shutterstock:** 13 (ilusmedical), 15, 16, 28, 30 (tibori), 32 (Dirk Ercken), 40 (Ariwasabi), 75 (Dean Drobot), 111 (Gudrun Muenz), 120 (Barbara Dudzinska), 127 (Halfpoint); **Südwest Verlag:** 81, 86, 97, 100, 105, 106, 109, 114, 119 (Michael Holz)